가출 청소년의 회귀과정

가출 청소년의 회귀과정

정운숙 · 정서숙　著

한국학술정보(주)

책머리에

    본 연구는 가출 청소년의 회귀과정에 관한 경험을 바탕으로, 이들의 회귀경험에 대한 과정을 볼 수 있는 근거이론을 구축해 내는 것이 목적이다.

    Strauss & Corbin(1990)이 제시한 근거이론 연구방법을 적용하여 연구를 시도하였다. 자료수집 기간은 2001년 4월부터 동년 8월까지이었다. 연구 참여자는 한때 가출하였다가 이제는 진정한 회귀를 하여 정상적인 생활을 하고 있는 17~19세의 남·녀 고등학생으로 총 9명이었다. 이들 연구 참여자들을 대상으로 심층면담과 참여관찰을 통하여 자료를 수집하고, 계속적인 비교분석의 범주화 과정에 의해, 그들의 문제점과 대처전략, 결과 등에 초점을 맞추며 분석하여 진행하였다.

    그 결과로써, 가출 청소년의 회귀과정의 핵심범주는 "자아발견하기"로 나타났다. 이들의 회귀과정은 곧, 자아발견하기 과정으로써 미망기(迷妄期), 미명기(未明期), 사고의 반전기(思考의 反轉期), 성찰기(省察期), 자아정체감 확립기(自我正體感 確立期)의 5단계를 거치면서 이루어졌다. 회귀의 결과유형으로 독립추구형, 현실순응형, 의지분발형, 이타지향형 등의 네 가지로 구분되었다.

    그 구체적 결과는 다음과 같다.
    1. 핵심범주는 '자아발견하기'로써 주체성, 일관성, 관계성의 속성

을 포함한다.

2. 가출 청소년의 회귀과정은 5단계로 미망기(迷妄期), 미명기(未明期), 사고의 반전기(思考의 反轉期), 성찰기(省察期), 자아정체감 확립기(自我正體感 確立期)로 이루어진다.

1) 미망기는 자아가 사리분별에 어두운 상태이다. 하위범주는 벗어나고 싶음, 통하지 않음, 치밀어 오름, 채우고 싶음을 포함하고 있다. 이는 고통을 팽배시킴으로써 가출의 직접적인 계기가 되었다.

이때 외부지향적이며 호기심이 강한 개인적 성향과 몰이해한 부모, 불량한 또래친구, 경직된 학교, 소비 향락적 사회, TV문화는 사회 문화적 맥락에서 매우 강한 정도의 영향을 끼쳤다.

2) 미명기는 가출을 하여 자기혼돈을 경험하는 시기이다. 하위범주로 일탈의 해방감, 죄책감, 고독감, 고립감, 불안감, 양가감정, 소진감, 허무감 등의 사회 심리적 반응을 나타내었다.

일탈의 일시적인 해방감으로 인한 만족함은 대부분 가출 직후부터 3~4일 동안이었다. 그러나 가출 기간이 길어짐에 따라 그 정도는 차츰 약해졌다. 반면 죄책감, 고독감, 고립감, 불안감, 양가감정, 소진감, 허무감은 가출 기간이 길어질수록 차츰 그 정도가 강해지면서 결국 극도로 심신의 소진감과 허무감을 경험한다.

이때, 부모 기대의 수정, 바람직한 친구의 지지, 담임선생님의 지지 등의 회귀를 촉진하는 요인의 정도가 강하게 작용하면 회귀가 진행된다. 그러나 문제성 친구의 유혹, 사회적 무관심 등의 장애요인의 정도가 강하게 작용하면 재가출로써 회귀에 역행하는 현상이 나타났다.

3) 사고의 반전기는 스스로 깨달아 사고하여 주체성을 찾기 시작하는 긍정적 대처전략이 나타나는 시기이다. 이때를 계기로 하여 가출 청소년의 진정한 회귀가 이루어졌다. 하위범주는 독립적 사고하기, 자기굴레 벗어나기, 자기존재 드러내기, 소중함을 인식하기 등을 포함하고 있다.

이때, 친구애(우정), 담임교사와 부모의 연계, 그리고 특히 부모의 관심과 사랑은 매우 강한 지지가 되었다.

4) 성찰기 또한 자아의 일관성의 속성을 지속시키기 위해서 각오하기의 굳은 의지를 갖는 긍정적 대처전략의 시기이다. 하위범주로는 뒤돌아보기, 현실 직시하기, 긍정적으로 받아들이기, 소중히 생각하기, 자기강화하기 등을 포함하고 있다.

5) 자아정체감 확립기는 사회적 관계성의 속성이 포함됨으로써 결과적으로 성숙된 자아가 나타나는 시기이다. 하위범주로는 자존감 획득, 희망의 획득, 이타심 획득, 평온함 획득을 포함하고 있다.

3. 가출 청소년의 회귀과정의 결과유형은 독립추구형, 현실순응형, 의지분발형, 이타지향형 등의 네 가지로 분류된다.

따라서 본 연구결과는 가출 청소년의 회귀과정을 이해하는 데 도움이 되는 정보를 제공할 뿐만 아니라, 회귀과정에 영향을 주는 요인을 파악하는 데 있어 큰 도움을 줄 수 있다고 본다.

목 차

I. 서 론

1. 연구의 필요성

급속한 경제성장과 고도의 산업화에 따른 다양한 산업기술의 변화, 지식·정보화, 도시화, 물질문명화 등으로 인한 사회구조가 급격하게 변화하고 있다.

그러나 이와 같이 빠르게 변화하는 사회에 알맞은 가치와 규범의 변화는 이를 따라가지 못하고 있다. 따라서 정신, 문화적인 빈곤이 초래됨으로써 자아상실과 소외감을 가져오고, 미래를 향한 가치관이 상실되었다. 그 결과로써 오늘날의 사회현상은 가정교육의 기능상실 및 본질적인 학교교육의 기능이 약화됨으로써 필연적으로 청소년문제가 증가하고 있다고 생각된다.

특히 청소년 시기는 자기중심적으로 가치관을 확립해 나가는 시기로써, 가정과 사회의 올바른 방향제시가 필요하지만, 전통적인 가치관의 상실과 동시에 새로운 대안적 가치관의 부재로 많은 청소년들을 심각한 갈등과 좌절, 방황 속으로 몰아넣고 있는 실정이다.

우리의 사회는 1970년대 이후, 급격한 산업화, 도시화 과정 속에서 범람하는 향락적, 퇴폐적인 과소비 문화와 청소년 유해 환경 속에서 청소년들의 마약, 가스 및 본드 흡입 등의 물질 오남용, 교내외의 학교폭력, 청소년의 윤락행위, 미혼모, 가출 청소년의 문제 등이 급증하고 있다(류병륜, 2000).

최근 우리나라의 국무총리 산하 청소년보호위원회(2000)가 발표한 청소년 가출실태를 살펴보면, 경찰에 신고된 통계 수치는 1993년부터 1997년까지 5년 동안 평균 19.8%의 증가율을 보였다. 특히 이러한 증가율은 시간이 지날수록 점점 더 커져서, 전년대비 증가율은 1994년 13.3%, 1995년 18.4%, 1996년 20.7%, 1997년에는 26.7%가 증가하였다. 역시 우리나라 경찰청에서 운영하고 있는 '182 신고쎈타'의 자료에서도, 청소년 가출 빈도는 1998년 한 해 동안 신고된 20세 미만의 가출 청소년의 수는 15,316명, 1999년은 17,894명이었으며, 2000년에는 18,964명(경찰청, 2000)으로 해를 거듭할수록 더욱 증가하고 있는 것으로 나타났다.

　　이와 같이 주로 경찰, 학교 및 청소년 보호위원회 등의 공공기관과 청소년 쉼터 등의 민간단체에서 청소년 가출 현황을 파악하고 있으며, 발표하는 기관에 따라 제시되는 통계 수치는 다를 수 있지만, 자료마다 공통된 점은 청소년 가출자가 해마다 늘어나고 있다는 사실이다. 더구나 이러한 통계수치에 포함되지 않은 청소년까지를 고려한다면, 가출 청소년들의 숫자는 훨씬 더 많을 것으로 예상된다.

　　미국의 경우, 가출 청소년 돕기 전국 연합회의 조사에 의하면, 해마다 100만 명에서 130만 명의 가출 청소년과 집 없는 청소년들이 발생하는 것으로 나타났고, 이는 18세 이하의 청소년 8명 중 1명이 가출하고 있음을 보고하였다(Whitebeck & Simons, 1991). 또한 청소년 서비스 기관인 Youth Care의 1999년도 조사에 의하면 씨애틀의 경우 매일 밤 800명의 청소년들이 거리에서 생활하고 있고, 이들 청소년들이 집에서 가출하는 연령은 평균 14.7세라고 한다(청소년보호위원회, 2000).

서울 YMCA(1996)의 청소년 가출에 대한 실태조사를 보면, 서울 지역 중·고교생 중 77.4%가 가출 충동을 느낀 적이 있다고 하였으며, 이미 가출 경험이 있는 청소년이 14.8%이었고, 절대 가출해서는 안 된다고 응답한 청소년은 17.4%에 불과하였다. 또한 조선일보(98. 11. 5)에서는 서울 YMCA가 1998년 10월 7~31일까지 서울 시내 중·고등학생 2,374명(남자 1,059명, 여자 1,315명)을 대상으로 실시한 '청소년이 바라보는 청소년 가출에 대한 인식조사'에서 우리나라 중·고등학생 중 76.4%가 가출 충동을 느껴 본 적이 있다고 보도하였고, 동아일보(98. 11. 12) 역시 인천 소재 청소년 쉼터를 1997년 4~6월까지 이용한 가출 청소년 95명(남자 60명, 여자 35명)을 대상으로 조사한 결과, 10명 중 4명은 초등학교 때 이미 가출을 경험했다는 조사결과를 보도하였다. 더구나 가출의 추세가 점차 저령화하고 한 번이 아닌 여러 번의 가출로 인하여 만성화되는 현상은 문제의 심각성을 더해주고 있다(서울 YMCA, 1996).

더구나 최근 들어서 한층 우려되고 있는 일부 현상은, 청소년기의 가출은 특별한 가정적, 학교환경적 사정이 있거나 개인적 특성에 의해 일어난 다기보다는 청소년기에 한두 번 있을 수 있다는 생각이 확산되어가고 있다는 점이다. 이러한 현상은 다시 말한다면, 청소년 가출은 현재 자신과는 무관한 사회적인 문제로써 발생한다고 해서 결코 방치할 수 없을 만큼 우리의 곁에 매우 가까이 다가와 있는 중요한 사회문제로 대두되었다는 점이다(청소년사랑 실천시민연합, 1997).

물론 가출 그 자체는 범죄가 아닐 수 있다. 그러나 가출행동 그 자체가 갖고 있는 문제의 심각성은 지대하다. 즉, 대부분의 가출은 곧 청소년의 비행·범죄로 이행되어 개인에게는 물론 가정이나 학교, 그리고 사회적인 문제를 야기시키고 있음에 주목해야 한다. 또한 가출은 단순히 집을 떠난다는 사실이 아니라 청소년들이 집을 떠난 후 겪게 되는 예상치 않은 어려움과 위험한 것들에 접하게 됨으로써 여러 가지 부정적인 측면 등을 배우기 때문에 그 심각성을 더하고 있다(서울 YMCA, 1996).

지금까지의 가출 청소년에 대한 국내의 연구는, 대부분 교육학과 사회복지학계, 그리고 청소년 관련 사회단체에서 이루어져 왔다. 연구된 내용을 살펴보면, 청소년 가출 현상의 서술 및 가출 요인의 규명과 분류에 초점을 둔 연구(박용선, 1998; 손정자, 1998; 이유경, 1998; 한정훈, 1999)와 청소년의 가출 현상에서 밝혀진 가출 요인들 간의 상관성을 규명하는 연구(이상미, 1997; 정우영, 1998; 지창희, 1987; 하태완, 1998), 그리고 규명된 요인들 간의 인과적 관계를 예측하는 가설들을 검증하기 위한 연구가 이루어졌다(권윤아, 1997; 남영옥, 1998; 정혜경, 2000; 하순인, 1997). 그리고 다른 한편으로는 가출 청소년들을 위한 쉼터에 대한 필요성이나 역할, 프로그램 욕구조사, 현장 중심적 상담활동 등의 사회복지사업 서비스 차원에 대한 연구가 매우 활발하게 이루어져 오고 있다(김광수, 1999; 김미희, 1997; 김소윤, 2000; 김윤영, 2000; 김진영, 1998; 김찬숙, 1998; 남기화, 1999; 유기철, 1999; 조정자, 1999; 정경혜, 2001; 황미란, 1999). 특히 우리나라 간호학 분야에서의 청소년 가출에 관한 연구는 청소년 비행, 또는 일탈행위의 부분적 문제에 관한 연구가 있었고(김소야자, 황미희, 1983; 김수지, 김현실, 1994; 전은희, 1985), 청소년 가출에 관한 예측모형을 구축함으로써 청소년 가출문제의 예방과 관리에 도움을 주고자 함에 기여한 양적 연구접근(정혜경, 2000)이 있었다.

그러나 이상과 같은 연구접근은 몇 가지 한계를 갖고 있다. 첫째, 청소년 가출이 비행이나 문제행동이라는 부정적 시각을 바탕으로 다루어지고 있다는 점이다. 둘째, 감각적으로 지각할 수 있는 표면적 현상들을 개별화하여 가출 현상을 인식함으로써 흔히 전반적인 경향성을 주로 파악하게 된다고 생각한다. 따라서 문제의 본질적이며 심층적 이해를 통한 해결에 유용한 정보나 지식을 충분히 얻지 못할 수도 있다.

그러므로 본 연구자는 가출 청소년들에 대한 긍정적 시각을 바탕으로 그들이 직접 경험한 가출에서 귀가까지의 과정에 대해서 실제 있는 그대로의 상황과 연구대상의 관점으로부터 깊이 이해하고 확인·서술하여, 사회 문화적 맥락에 입각한 의미와 상징의 세계를 포함하는 그들의 행동과 상호작용의 숨겨진 구조와 변화과정을 밝힐 수 있는 근거이론적 연구방법에 입각한 질적 연구접근의 필요성이 있다고 생각한다.

따라서 이러한 연구결과는 가출 청소년들의 회귀과정에 관한 심층적 앎을 근거로 한 관심과 사랑을 실천할 수 있게 함으로써 청소년 교육과 성장발달, 삶의 질 향상에 실제적인 도움을 줄 수 있고, 또한 가출 청소년 스스로가 자율적, 창조적이며 가치 있는 존재라는 점을 깨닫게 함으로써 그들 스스로의 문제해결 능력을 향상시킬 수 있는 간호중재 방안을 마련하는 데 도움을 주리라 사려된다.

2. 연구목적

본 연구의 질문은 "가출 청소년의 경험은 어떠하며, 특히 어떤 과정을 통하여 그들의 가정으로 회귀하게 되는가?"이다.

보다 구체적으로 말하자면 청소년들은 어떤 상황이나 계기를 통하여 가출하게 되는가? 가출한 후 그들이 가장 심각하게 부딪히는 문제는 무엇이며, 또한 어떤 것들이 그들의 가출을 만족스럽게 하는가? 주요 문제를 해결하기 위하여 그들은 어떻게 하는가? 그리고 어떤 과정이나 계기를 통하여 다시 집으로 돌아오게 되는가?에 대해서 깊이 있게 이해하고자 한다.

이와 같은 연구의 질문을 위하여 본 연구에서는 가출 청소년들이 직접 경험한 가출에서 귀가까지의 과정에 대한 경험적 진술을 토대로 하여 이들의 회귀과정을 깊이 이해하고 확인·서술함으로써, 이들이 겪고 있었던 사회 심리적 문제점과 이에 대한 행위/상호행위 전략, 결과에 대한, 즉 회귀과정에 따른 변화를 밝히는 것에 초점을 맞춘 근거이론을 개발하고자 한다.

II. 문헌고찰

1. 청소년기의 발달 특성

청소년기란 다른 발달단계에 비해 변화가 가장 큰 시기이다. 인간의 발달과정을 크게 아동기와 성인기로 나누어 볼 때, 아동기에서 성인기로 넘어가는 과도기적 단계에 있으며 청소년기에는 다른 인간의 발달단계에서 보기 드문 여러 가지 독특한 현상이 나타난다. 특히 고양된 자의식, 패거리 짓기, 이상주의, 과시 행동, 무모한 행동, 수치심 및 수줍음에 대한 예민함 등이다. 그러나 무모한 행동은 이시기에만 나타나는 것으로 일탈 행동이나 정신병리의 지표가 아닌, 성인의 기준에 비추어 수용될 수 없는 이상한 행동이라고 정의하고 있다(김인경, 윤진, 1994). 그러나 전문 분야의 관점에 따라서 청소년기에 대하여 그 개념 정의를 다소 달리하고 있음을 볼 수 있다.

심리학에서는 신체적 성장 및 정신적 성숙이라는 관점에서, 법학에서는 분별력 및 판단력 등 사회적이며 인지적인 관점에서, 그리고 의학에서는 인간의 발달 형태에 따른 생물학적 성숙도의 관점에서 정의하고 있음(이소희, 주정일, 1981)을 볼 수 있다.

Erikson(1968)은 청소년기의 특징을 '정체감 대 역할혼미'라고 하고 이 시기의 발달과업이 자아정체감 형성에 있으며, 성공적인 자아정체감을 형성하지 못하면 정체감 혼미가 일어나 부정적인 정체감을 형성하는 경우가 있다고 하였다. 즉 청소년기의 성격 발달을 자아정체감의 위기에 직면하고 이를 극복해 가는 과정으로 설명하였다.

한편, 발달심리학적 관점에서 본 과도기에 처한 청소년은 첫째, 청소년의 정체감 위기로 인하여 소속감을 상실하는 시기에 있다. 즉, 그들은 성인과는 다른 독특한 자기들만의 세계를 가지며, 그런 가치와 맞지 않는 기성 가치 체계 및 관습을 강요당할 때 적응 대신 이탈을 취하게 된다. 이탈의 과정은 먼저 심리적 이탈, 다음으로는 지리적, 사회적 이탈이라는 소속에서의 이탈현상으로 나타난다. 가출 현상이나 방랑벽, 그리고 갱집단의 형성이 심리적 이탈에서부터 출발되는 것이다.

둘째, 감정 표현의 양극화 시기에 있다. 즉, 인간의 발달 단계 중 청소년기의 도래는 감정의 양면성을 갖게 되며 쉽게 극과 극을 달리게 되는 경향이 있어서 감정의 변화에 따른 과격한 언어 및 행동 표현이 쉽게 일어날 수 있다.

셋째, 강한 성적 호기심의 시기에 있다. 즉, 청소년은 성적 충동과 이성에 대하여 관심이 싹트기 시작하여 이성의 모임이나 활동에 참여하고 이성에 대한 책을 읽거나 이야기 듣기를 즐긴다. 때로는 이러한 관심이 변형되어 성적 문제를 야기하게 되며, 그러한 호기심을 충족시기기 위하여 가출하게 되는 경우도 있다(장종옥. 1997).

넷째, 심리적 불안감과 불안정의 시기에 있다. 이는, 분할되지 않는 심리적인 변화에 있어서 신체적인 발달과 더불어 기대되는 미래에 대한 준비가 불완전할수록 이 불안감은 증대된다. 그러나 미래에 대한 준비나 자신의 존재와 목표에 대한 완전한 준비는 불가능하며, 여기에서 오는 심리적인 불만이나 도피와 같은 부정적인 심리상태가 나타나게 된다(Hurlook, 1973).

다섯째, 청소년은 그 시기 특유의 문제 행동적 성향을 갖는다. 이는, 청소년이 상반되는 두 가지의 감정, 예를 들면 부모에게 의존 대 독립, 순종 대 반항, 희망 대 낙망, 이상 대 현실 간의 격차를 보인다.

여섯째, 현실 상황에 대한 대안 제시의 시기에 있다. 즉, 인지적인 발달은 고등 정신작용의 구조를 운영하고 내성과 자아 분석의 경향을 증가시킨다. 따라서 이러한 인지적 발달로 인해 현실에서 볼 수 있는 비리에 대한 비판과 분석하는 응용력이 증가하고, 현실에 존재하지 않는 이상적인 대안을 스스로 자신이 제시하기도 한다.

일곱째, 사회적 승인에 대한 욕구가 커가는 시기에 있다. 즉, 청소년은 사회적으로 인정받고자 하는 욕구가 강하여 성인이나 성인 사회의 관심을 집중시키기 위하여 멋을 부리거나, 이상한 행동을 하고 어려운 말을 사용하길 즐긴다. 대인관계에 있어서 자기 자신이나 가족 또는 자기와 동일시 할 수 있는 대상들에 관하여 이야기하기를 좋아한다(장종옥, 1997).

이상과 같이 살펴본 청소년기의 발달 특성에 따른 그들의 행동에 대해서, 흔히 일면 만을 보게 되는 성인들은, 이들에 대한 불충분한 이해로 인해서 올바른 지도와 교육을 할 수 없게 될 수도 있다. 그러므로 청소년들의 감정 변화에 따른 의식과 행동양상에 대한 충분한 이해를 수반하여 긍정적인 측면으로의 접근이 무엇보다도 선행되어야 할 것으로 사려된다.

2. 가출 청소년의 정의

가출 청소년을 어떠한 시각으로 이해하며, 어떠한 개념으로 정의할 것인가는 매우 중요한 문제라고 할 수 있다. 왜냐하면 이는 청소년 가출문제의 현황을 파악하고 그에 대한 대책을 세우는 데 있어서 중요한 의미를 주기도 하였으며, 또한 본 연구에서의 연구 대상자를 선정함에 있어서 기준으로 삼을 수도 있기 때문이다.

가출에 대한 학자들의 정의는 보는 시각에 따라 약간의 차이가 있다. 이정자(1973)는 가출은 '일반적으로 결혼이나 혈연적 관계로 맺어진 다른 어떤 집단보다도 즐거움과 괴로움을 같이하고 서로 의지하며 살아갈 수 있는 가족이라는 집단에서 이탈하여 독자적인 길을 걷는 상태를 말한다'라고 하였다. 또한 최재석(1982)에 의하면 가출이란 '가족의 찬바람 생활의 불안정을 참아내지 못하고 현재 자기가 직면하고 있는 정신적 갈등의 해결이나 자기가 꿈꾸고 있는 생활목표를 달성하기 위하여 가족을 떠나 안주의 장소를 구하려고 하는 일종의 도피행동이다'라고 말하였다. 안재정(1984)은 가출은 '가정에 있어서의 가족의 인간관계의 불안정을 참아내지 못하여 가족의 구성원이 가정을 이탈하는 것이며, 가정의 냉대와 생활의 불안정함에 견디기 어려워서 현재 자기가 직면하고 있는 정신적인 갈등해소나 자기의 원하는 생활목표를 달성하기 위해 가정을 떠나서 안주할 장소를 구하려고 하는 일종의 도피행동이다'라고 하였다. 한국형사정책연구원(1993)은 가출이란 '자신 및 자신을 둘러싼 주위 환경에 대한 불만이나 갈등에서 비롯된 문제점에 대한 반발이나 해결을 위해 보호자의 승인 없이 최소한의 하룻밤 이상 무단으로 집을 나가 돌아오지 않는 충동적 혹은 계획적 행위'라고 하였다.

외국의 정의들을 살펴보면, 미국의 사회사업 백과사전에서는 미국 보건복지성의 정의에 따라 가출 청소년을 '부모나 보호자의 동의 없이 적어도 하룻밤 이상 집을 나간 청소년'이라고 하였다(Bass, 1995). Barker(1995)는 가출 청소년을 '자신들의 요구나 희망과는 대조적으로 부모 또는 법적 보호자의 가정을 떠나거나 그들의 통제에서 벗어나 독립적인 생활을 유지하고자 하는 미성년자'라고 하였다.

Welsh(1995)는 '부모의 허락 없이 집을 떠나 48시간 이상이 되어 가족에 의해 신고된 18세 미만의 청소년'으로 규정하였다. Garbarino 등(1996)은 가출 청소년을 '부모의 허락 없이 집을 나간 청소년으로 적어도 하룻밤을 나갔고, 부모의 인식이나 통제로부터 자신을 벗어나고자 하는 행동을 한 청소년'이라고 정의하였다. Howell, Emmons과 Frank는 '적절한 시기나 승인된 시기 이전에 부모나 성인의 보호하의 집을 떠나는 것이다'라고 하였다. Miller 등은 가출의 정의가 엄격한 법적 정의 내지는 지나치게 모호한 정의들이라고 지적하면서 구체적인 정의를 내리고 있다. 즉 17세 이하의 청소년으로서 ① 부모의 허락없이 집을 떠났거나 ② 법 집행 체계 서비스 제공기관들이 가출자로 정의 내리고 있거나 ③ 스스로가 또는 자신과 관계가 있는 중요한 사람들이 가출자로 정의 내린 경우가 이에 해당된다. 즉 이 세 가지 중 하나 이상 해당되면 가출 청소년으로 구분하였다(김향초, 1998).

이와 같이 가출 청소년에 대한 합의된 정의가 없는데, 이는 연구자에 따라 가출의 주원인에 대한 관점과 주장이 다르고 관심사에 따라 가출을 진단하고 있기 때문이다. 위의 모든 정의를 종합하여, 가출 청소년이란 '다소 의식적 혹은 충동적으로 부모나 보호자의 동의 없이 집을 떠나서 최소한 24시간 동안 집에 들어가지 않은 18세 미만의 청소년'이다(김영지, 1995; 장종옥, 1997; 하순인, 1997; 이민희, 1998; 김숙희, 2001)라고 정의하기도 한다.

이와 같이 살펴본 청소년 가출의 개념은 가출이 개인, 가정, 사회가 안고 있는 모순에 의해 발생하고 있다고 규정하며 가출을 하나의 부정적인 일탈행위로 보고 있다.

그러나 이와는 반대로 가출은 해방과 자유를 구하려는 필연적인 생산과정 또는 자립과 자아의 최초 이정표를 세우기 위한 적극적이며 능동적인 수단으로써 긍정적인 의미를 갖는 것으로 규정(김영지, 1995)하기도 하였다.

이상과 같은 고찰결과에 따라서, 본 연구에서의 가출 청소년이란 '자신과 주변의 문제에 직면하여 문제해결 및 대안을 모색하고자 충동적 또는 계획적이거나 의도적으로 가정에서 나온 주위의 적극적인 이해와 도움이 필요한 청소년'으로 정의하고자 한다.

3. 청소년 가출의 요인

청소년의 가출은 집을 떠나고자 하는 개인적 요인과 집에서 밀어내는 방출요인 및 청소년 문화권에서 끌어당기는 유인요인의 합작품으로, 개인, 가정, 학교, 또래집단, 사회 환경적 요인들이 상호 복합적이면서 역동적으로 작용한다(김향초, 1998). 따라서 청소년을 가정으로부터 밀어내는 힘과 끌어당기는 힘이 곧 사회 문화적 맥락으로써의 영향일 것이다.

청소년 가출의 원인을 개인적 차원에서 찾는다면, 첫째, 개인의 정신 병리적 현상에 비추어서 가출 청소년들은 비가출 청소년들에 비하여 심리적, 정신적 이상 혹은 부정적인 태도 등을 보인다는 관점이다. 즉 가출 청소년들은 정서적으로 불안하고 우울하거나 충동적이며 화를 잘 내고 분노를 자주 일으키는 등의 신경증 또는 정신적 장애, 해소되지 않는 오이디푸스 콤플렉스와 같은 특징을 보인다는 것이다. 또한 가출 청소년들은 비가출 청소년들에 비하여 낮은 자아개념을 소유하고 있고 자신감이 결여되어 있으며, 대인관계가 원만치 못하고 자기의심이 많고 방어적이다(이옥란, 공미혜, 홍봉선, 남미애, 장수한, 1998)라는 연구결과를 내놓았다.

둘째, 발달심리학적 관점으로 청소년 가출은 발달 단계상의 욕구가 만족되지 않는데서 나타나는 현상으로써, 자아정체감의 성취 등 청소년기의 정상적인 성장발달을 위해 청소년은 자아실현의 욕구와 애정에 대한 욕구를 가지며, 이들 중 어느 한 가지라도 만족되지 않을 때 이를 극복하기 위한 시도를 하게 된다. 이러한 시도가 실패할 때 청소년은 불안이 생기고 비행을 일으키게 된다. 직면하기 어려운 불안을 감추기 위해 과격한 행동을 하거나, 욕구를 좌절시킨 부모에 대한 분노 때문에 부모에게 복수를 하기 위해 가출을 하기도 한다(김지현, 1996)고 하였다.

또한 청소년 가출의 원인을 가정적 요인에서 찾는다면, 가족의 결함은 구조적 결함과 기능적 결함으로 구분된다. 구조적 결함은 결손가정을 말하며 사별이나 이혼, 별거 등으로 부모 중에 한 쪽혹은 모두 없는 경우 심리적으로 안정감을 상실하여 정상적인 생활에 지장을 주게 된다. 1988년부터 1998년까지 10년간 서울 시립동부 아동상담소에 입소하였던 가출 아동에 대한 조사에 의하면 22.6%만이 친부모 가정인 것으로 나타나고 있다. 기능적인 결함은 구조적으로는 정상가족이나 가족의 기능을 상실한 것을 말한다. Neumeyer는 자녀생산과 양육, 비형식 교육과 훈련, 애정관계, 사회화된 성격의 발달, 통제와 보호, 일상생활의 기본 필수품 공급, 가족원들에게 자기의 가치와 중요성을 인식시키기 등을 가족의 기능으로 보았다. 이러한 기능 중 일부 혹은 전체의 결함이 있을 때 가출을 하게 된다는 것이다(박미정, 1999). 구조적 결함이 가출을 양산하는 주된 요인이라기보다는, 이로 인해 파급되는 가족불화, 가족규범의 해체, 결속감의 붕괴, 가족부적응과 같은 기능적 결함 요인과 복합적으로 작용하여 청소년의 가출이 일어나며, 구조적인 결함보다는 기능적인 결함이 더 중요하다고 하였다(김향초, 1998).

특히 최근에 부각되고 있는 것이 가정의 '빈곤'문제로 인한 가출이다. 빈곤은 물질적 빈곤만을 의미하는 것이라기보다는 교육과 의료의 기회 및 지위의 상향이동의 기회상실 등 각종 사회적 가치에 있어서의 빈곤을 동시에 의미하는 것이며, 개인의 성취동기, 열망수준과 자아실현 등의 심리적 차원에 있어서의 박탈과 문화적 가치로부터의 소외 등을 의미한다(표갑수, 1980).

그리고 청소년들은 학교, 또래, 유해환경 등의 요인에 의해 가출이 일어난다고 보고 있다. 가정이 개인의 사회화를 담당하는 제1차적인 곳이라면, 사회 특히 학교는 제2의 사회화의 장으로 그 역할이 중요하다고 할 수 있다. 최근에 들어오면서 성적불량 등 학업에 대한 부담감으로 인한 가출이 점차 늘고 있다. 이러한 변화는 청소년 비행이나 이들의 문제행동의 일차적 책임을 가정이나 개인에게서 찾던 시각에서 벗어나 학교교육의 문제로 인식이 전환되고 있다.

오늘날 우리나라 청소년들은 수면시간을 제외하면 낮 동안에는 일상의 대부분을 학교에서 보내기 때문에 청소년들의 성장발달 과정에서 학교는 가정과 지역사회 못지않은 영향력을 가지고 있다. 그러나 학교의 대학입시 위주 교육풍토에서는 성적 위주의 교육으로 인해 개인의 능력이 잘 발휘되지 못하며 성적으로만 평가받게 된다. 특히 지나친 성적 강조는 경쟁에서 뒤진 청소년들에게는 좌절감과 패배감을 갖게 하고 부정적 자아개념의 형성 및 비행의 가능성을 높임으로써 학교교육이 오히려 청소년문제를 야기하는 결과를 초래하는 면도 없지 않다.

또한 자녀들의 학업성적에 대한 부모들의 과잉기대가 가장 기본적인 원인이 되고 있다. 이와 같이 지식관련 교육만이 교육이고 인성교육은 부차적이거나 큰 문제가 없다는 입시 위주의 교육풍토가 가출의 중요 요인으로 작용하고 있으며, 이로 인한 스트레스가 크게 작용되고 학교에 대한 부적응 청소년이 증가하고 있다. 그리고 개인의 특성과 가치를 도외시하고 전체 집단만을 강조하며 지나치게 학력만을 중시함으로써 부적응 학생의 상당수는 학교를 중단하게 되고, 학교 중단은 곧 가출로 이어지고 또한 비행의 원인으로 작용하고 있다. 장기간의 가출 후 학교에 복귀했을 때 교사나 학교로부터 가출 또는 비행청소년으로 낙인찍히고 처벌위주의 징계가 가해질 때 정상적으로 학교생활에 적응하지 못하고 다시 가출하는 악순환이 초래되기도 한다.

결국 청소년 가출을 유발하는 학교환경은 상급학교 진학을 위한 입시준비 위주의 교육, 지식 위주의 주입식 교육, 시험성적에 의한 단편적인 평가, 인간적인 교제가 어려운 대형학급, 창의성과 탐구적인 교육풍토보다는 획일적인 풍토를 조성하여 청소년들이 시달리는 교육의 장에 있다고 해도 과언이 아닐 것이다(장효경, 2000).

청소년기의 대인관계의 일반적 특성을 살펴본다면, 청소년기에는 인간관계가 급격히 확대된다. 청소년들은 가족과 같이 있는 시간보다는 친구들이나 혼자서 지내는 시간이 더 많다. 따라서 청소년기에 일어나는 사회적 만남의 증가와 다양성 때문에 아동기에서 청소년기로의 전환을 '사회적 세계의 확장'이라고 규정하기도 한다. 또한 청소년들이 특정 또래들과 특별한 교우관계를 형성할 때 특별한 사회적 압력 없이 자발성에 기초를 두고 있으므로 청소년 자신이 원하는 또래들과 선택적인 또래관계를 유지하려는 경향이 있다. 그리고 청소년들은 어떤 배후의 동기를 충족시키기 위해서 상호작용하기보다는 그들의 상호작용 자체에 만족을 얻는다. 따라서 친구관계는 동반 그 자체에서 얻는 즐거움이 교우관계의 핵심특징이다. 동시에 청소년들은 또래들을 통해서 자신의 가치를 확인한다. 즉 청소년들은 우의, 가치확인, 친밀감 등의 욕구를 충족시키기 위하여 부모보다는 친구들에게 더 의존한다. 그러므로 또래집단에 대한 강한 동조경향을 지닌다. 같은 집단에 속한 청소년들은 서로의 가치관이나 태도, 흥미 등이 같을 것으로 기대한다(한국청소년상담원, 1999).

이와 같이 청소년기는 또래관계에 밀착되어 있어 또래관계의 영향을 받는 시기이다. 청소년 후기의 자아정체감의 확립시기에는 가정으로부터 벗어나 보다 자유로운 상태에서 타인과의 유대를 맺고자 하는 욕구가 강하기 때문에 또래는 가장 손쉽고 부담 없는 준거집단이자 행동모델이 된다. 자신들의 행동이 사회적으로 용납 받지 못하는 행동일 경우, 또래와 함께 행동함으로 해서 그 행동을 정당화하려는 성향이 강하게 작용되는 현상을 보이게 된다(박미정, 1999; 정명숙, 2000).

학교요인 중에서 간과할 수 없는 것이 학교 주변의 유해환경 문제인데, 생각 이상으로 학생들이 자주 접촉하고 있으며, 유해환경의 접촉이 매개요인이 되어 비행충동 등을 유발하고 있다는 점 역시 중요한 문제로 판단된다(최연희, 1999; 김숙희, 2001).

청소년의 가출 원인들 중에서 사회적 요인은 기성세대들이 가장 주목하고 책임을 느껴야 하는 요인이다. 사회적 환경은 청소년들에게 있어 구체적인 생활의 원천적 거점인 동시에 교육의 장이며 유용한 자원들이 잠재되어 있는 곳이다. 청소년기는 지역사회와의 상호작용이 월등히 증가하는 시기이며, 직·간접으로 지역사회로부터 많은 영향을 받는 가운데, 특히 개인, 발달심리, 가족 결함, 학교 부적응 또래 유해환경에 접하고 있는 청소년들은 복잡하고 어려운 긍정적 교육에 보다는 소비·향락문화, 쾌락주의 문화, 부정적 측면을 다루는 내용을 다루는 텔레비젼 등 메스컴문화, 성산업 등에 보다 민감하여 유혹에 빠지기 쉽다. 이와 같이 사회환경이 청소년들의 인격형성에 직·간접적으로 영향을 주므로, 지역사회는 청소년들의 생활욕구를 적절히 충족시켜야 하며, 가정생활의 보완적 기능을 영위할 장소이고, 문화를 섭렵하여 다음 세대를 책임질 준비를 하는 장이며, 사회병리로부터 보호할 수 있는 방지의 장이어야 할 것이다(고대영, 2000).

청소년들이 맺고 있는 사회적 관계는 복합적인 다양한 관계 속에서 영향을 받고 있다. 전체적인 사회 환경구조의 분위기는 청소년의 성장과정에서 관습적이고 문화적인 생활 활동에 절대적인 영향을 미치게 된다. 그러나 청소년들에게 제공되는 오늘날의 지역사회란, 퇴폐·향락적이며 소비지향적인 유해환경이 적지 않음으로 인해서, 청소년들은 스스로 보고 듣고 이용하여 간접적인 경험을 얻음으로써 보다 많은 문제성 있는 행동을 하게 되고, 마침내는 이차적인 비행의 동기와 기술을 습득하게 되는 것이다. 특히 가출 청소년들은 이러한 지역을 흔히 배회하게 됨으로써 불량집단과 접촉함은 물론 기성세대의 생활양식을 무의식적이고 자연스러운 행동양식으로 학습하여 내면화하게 되는 것이다(김숙희, 2001).

이와 같이 가출 청소년들은 지역사회의 유해환경 속에서 청소년이 직접 보고 듣거나 이용하여 경험을 얻음으로써 보다 많은 일탈문제를 나타내게 된다. 불건전한 사회환경에 대한 모방성 및 유해환경의 광범위한 유포는 청소년들에게 직접적으로 충동적인 비행의 계기를 제공하기도 하며, 또한 비행의 희생자를 만들기도 하는 것이다.

현재 우리나라의 청소년들은 대부분의 시간을 학교 내에서 보내기 때문에 지역사회와의 건전한 공동체 생활의 기회를 상실하고 있으며, 대부분의 지역공동체는 청소년들이 자기들만의 삶의 양상을 표현할 공간의 부족으로 청소년들을 가정과 공동체 밖으로 몰아내는 결과를 초래하고 있다. 실제적으로 우리나라 지역사회의 모순은 공동체 삶의 기회를 제공하지 못하는 것 이상을 넘어 오히려 부적절한 환경을 제공하고 있는 것이다. 점차로 공동체적인 삶의 상징으로서의 지역사회는 해체되고 있다고 할 수 있으며, 오늘날 청소년들에게 제공되는 지역사회 모습이란 퇴폐·향락적이고 소비지향적인 유해환경으로써, 가출 청소년들이 가출 후 일으킬 수 있는 여러 가지 비행은 기성세대들의 잘못된 가치관이나 기성세대가 만들어 놓은 향락문화와 쾌락주의 문화의 만연 등 부정적 사회 문화적 환경요인이 중요하게 작용하고 있는 것이다.

또한 현대는 매스컴의 시대로써 현대생활에 필요한 지식과 정보를 얻을 뿐만 아니라 국민들의 의식구조 및 가치관 형성에 있어서 대중매체의 역할은 지대하며 개인의 인격형성, 즉 사회성의 구성에 미치는 영향은 절대적이라고 할 수 있다. 이에 따라서 매스컴이 현대사회의 중요한 교육수단으로 자리잡고 있음에도 불구하고, 특히 텔레비젼 내용은 청소년들에게 미치는 방송의 역기능으로써 흥미본위의 프로그램은 모방성, 범죄성, 폭력성, 허영심, 유행의 동경 등 많은 문제성을 나타내고 있으며, 성인을 중심으로 만들어진 매스컴의 내용이 청소년들로 하여금 세계를 비현실적으로 보도록 만들 가능성이 있다.

동시에 성산업의 발달은 가출 청소년을 고객으로서, 그리고 종업원으로서 필요로 하고 있다. 도시와 시골, 상가와 주택가를 구분하지 않고 퍼져 있는 서비스업과 사창가 등의 성산업체는 끊임없이 청소년들을 유인하고 있는 실정이다. 따라서 청소년들은 향락 소비문화에 접하고 있다. 그러므로 사회의 가치관 혼란, 지나친 경쟁주의, 건전한 청소년 문화의 부재, 권위주의와 신세대 문화의 갈등 등을 낳게 되며, 유흥업소의 취업광고 등에 쉽게 접하고 있는 것이다

(이명숙, 1998; 류병륜, 2000; 손인영, 2000; 정명숙, 2000; 김숙희, 2001).

이상과 같이 현재 우리나라의 가출 청소년들이 집을 떠나고자 하는 개인적인 요인과 가정으로부터 밀어내는 방출요인 및 청소년 문화권에서 끌어당기는 유인요인 등이 상호 복합적이고 역동적으로 작용하고 있는 사회 문화적 맥락을 고찰하여 보았다. 그 결과 이와 같은 문제는 청소년 자신들이 해결할 수 있는 것들이 아니며, 기성세대들이 공동의 노력을 모아 그 문제를 해결해보려는 의지가 절실하게 필요한 것으로 사려된다.

4. 근거이론 방법의 이론적 배경

근거이론 방법은 일련의 연구과정을 통하여 체계적으로 수집·분석된 실재 자료에 근거해서 이론을 개발해 나가는 질적 연구방법이다(Glaser & Strauss, 1967; Denzin & Lincoln, 1994).

즉, 근거이론 방법은 원자료로부터 이론을 도출해내는 것을 그 목적으로 하고 있다. 그러므로 근거이론은 현상을 귀납적으로 연구하여 나온 것으로써, 체계적인 자료수집과 분석을 통하여 발견 및 발전되고 검증된 것이다. 즉, 이론과 가설이 없이 연구를 시작하여 자료에서 의미 있는 개념들을 이끌어내고 개념들과의 관계를 도출해내는 것이다(이명선, 1996).

이러한 근거이론 방법의 철학적 배경은 특히 사회심리학자인

Mead(1934)가 이론을 발전시킨 사회과학의 상징적 상호작용론 (symbolic interactionism)에 그 철학적 바탕을 둔 것으로써 인간이 사물에 대하여 지니고 있는 상징과 그 관계의 의미를 찾아내기 위해 인간의 행동과 상호작용에 중점을 둔 연구방법이다(Chenitz & Swanson, 1986). 따라서 인간행위 또는 인간 집단행위의 변화 과정을 밝히는 데 분석의 초점을 두고 있다.

Mead의 상징적 상호작용론은 1969년 Blumer가 더욱 자세히 설명하면서 확립되었는데, 그의 상징적 상호작용론은 다음의 3가지 기본적인 가정에 기초를 두고 있다. 기본 가정은 첫째, 인간은 사물이 가지고 있는 의미에 대하여 행위한다. 여기서 사물이란 물체가 될 수도 있고 인간, 혹은 기관, 이상, 타인의 행위, 또는 이러한 것들의 복합체일 수도 있다. 즉, 인간이 상호작용하는 모든 것이 사물이 될 수 있다.둘째, 사물이 가지고 있는 의미는 사회적 상호작용 (social interaction)을 통하여 형성된다. 이는 사물 그 자체가 홀로 의미를 가지고 있지 않음을 말하며, 동시에 의미란 개인이 가지고 있는 어떤 추상적인 것도 아님을 뜻한다. 셋째, 이러한 의미는 인간의 해석과정(interpretative process)을 통하여 다루어진다. 즉 의미는 수정되어지기도 하고 변화되기도 함을 나타내며, 이는 인간을 어떤 자극에 대하여 무조건 반응하는 소극적인 존재로 보는 것이 아니라, 인간은 스스로 의미를 생각해 보고, 이를 유지하거나 수정하거나 또는 부정하는 매우 적극적인 존재로 보고 있는 것이다(이명선, 1996).

또한 근거이론 방법에서는 연구과정 그 자체도 연구자와 학문세계와의 상징적 상호작용과정으로 보고 있다(Agar, 1986; Blumer,

1969). 다시 말해서 연구자의 분석과 해석이라는 두 세계를 연결하는 수단이 바로 연구과정이라고 보는 것이다.

근거이론 연구방법에 있어서, 분석상의 특성은 괄호로 묶기(bracketing), 이론적 민감성, 이론적 포화, 이론적 표집, 메모와 도식, 코딩이 있다(Strauss & Corbin, 1990). 그리고 근거이론 연구방법에서 이루어지는 자료분석 역시 다른 질적 연구방법과 마찬가지로 현상에 대한 서술과정을 포함하지만, 근거이론 방법은 오히려 자료의 해석에 치중한다. 이렇게 함으로써 연구자는 보다 높은 단계의 추상화에 도달하여 개념간의 포괄적 논리적, 의미적 관계를 발견하며, 자료를 주제에 따라 서술적으로 조직하는 수준에 머무르지 않고 새로운 이론을 개발할 수 있게 된다(권혜진, 1994).

따라서 이와 같은 근거이론 방법을 본 연구의 이론적 틀로 이용하게 된 이유는 가출 청소년의 경험은 어떤 것이며 그들이 가정으로 완전히 복귀하게 할 때까지의 회귀과정은 어떻게 진행되는가? 하는 연구질문에 대하여, 그들이 사회적 맥락과의 관계에서 겪고 있었던 사회 심리적인 문제점과 이에 대한 행위/상호행위 전략, 그리고 결과 즉 과정에 따른 변화를 확연히 밝히는 데 초점을 맞추어서 심도있는 이해와 분석을 할 수 있는 매우 유용성이 확보된 연구방법이라 사려되었기 때문이다.

Ⅲ. 연구방법

　본 연구는 상징적 상호 교섭론을 바탕으로 실제로 수집한 경험적 자료에 근거하여 사회 심리적 문제점과 대처전략 그리고 과정에 따른 변화를 확연히 밝힘에 있어서 가장 유용하다고 생각되는 근거이론 연구방법을 통해 시도하였다.

　본 연구에서 인간의 행동에 대한 앎을 위한 간호학적 연구질문은 경험적 세계를 기반으로 하여 이론을 형성하는 귀납적 근거이론 방법론을 통하여 유용한 연구결과를 도출해 낼 수 있을 것으로 생각된다.

　근거이론이란 말 그대로 실제자료에 근거하여 도출된 이론이므로 실재를 그대로 반영하는 특성을 갖고 있다. 따라서 가출 청소년의 회귀과정에 관한 경험의 본질을 깊이 이해·분석하여서 그들에 대한 간호중재에 기여할 실체이론을 개발하는 데 가장 적합하고 유용한 연구방법으로 사려된다.

1. 자료수집

1) 연구 참여자의 선정

본 연구를 시행하기 위하여, 연구자는 중학교 학생으로서 가출했다가 귀가한 청소년을 중학교 선생님으로부터 소개를 받아 연구의 취지를 설명한 후 면담을 시작하였다.

그러나 본 연구자는 4명의 참여자들을 차례로 면담하면서 느낀 점이 있었다. 즉, 그들은 얼굴의 피부 빛이 투명한 느낌을 주지 않았고, 눈에서는 슬픈 듯도 하면서 오기가 서려있음을 느꼈고, 얼굴의 근육은 굳어져 있어서 좋지 않은 인상을 주었으며, 좀처럼 쉽게 말문을 열려고 하지 않았다. 이와 같은 현상에 대해서 본 연구자는 중학교에 재직 중인 2인의 선생님과 대화를 해 본 결과, 그들은 아직 진정한 귀가가 이루어지지 않은 시기라는 것을 인식하게 되었다. 따라서 미리 소개받았던 중학생 참여자들의 면담을 접어두게 되었다.

본 연구자는 이와 같은 경험을 통해서, 가출 경험이 있는 고등학생으로서 이제는 회귀하여 일상생활을 잘 하고 있는 연구 참여자를 선성하였다.

연구의 참여자는 우선 고등학교에 재직 중인 선생님들로부터 소개를 받아 13명을 잠정적으로 선정하였다. 그러나 면담에 임하자마자, 그중 학생 1명이 자기 자신은 진정으로 귀가한 상태가 아니기 때문에 본 연구의 참여자가 될 수 없다는 뜻을 분명히 밝혔으므로 탈락되었고, 그 후 3명은 첫 번째 면담이 이루어지는 초반에 자신의 사생활 보호를 위해 중단하고자 하였으므로 탈락되었다. 표집과 분석이 진행됨에 따라 자료의 중요한 범주를 확인하고 그 범주 간의 관계를 확인하기 위해 이론적 표본추출을 이용하였다.

이론적 포화상태에 이르는 연구 참여자는 총 9명이다. 서울 소재 고등학교 학생 4명과 수도권 주변 소재 고등학교 학생 5명이었으며, 한때는 가출을 하였으나 이제는 귀가하여 안정된 생활을 하고 있는 학생, 즉 진정한 귀가상태에 있음을 참여자 자신이 스스로 인정하고 있는 학생이었다.

연구 참여자의 인권을 최대한 보장하기 위하여 본 연구자는 자료 수집 전에 연구목적을 충분히 설명하고 협조 여부를 물었다. 참여자들이 기꺼이 동의를 하고 난 후에, 그들은 무척 침착하고 진지한 태도로 응하였으므로 면담을 계속하였다. 사생활 보호와 관련되는 참여자의 신분, 신상에 관한 사항들을 구분하였고, 면담 중에 진술한 내용은 비밀로 할 것이며 이 자료들을 연구목적에만 사용할 것임을 연구 참여자에게 약속하였다. 또한 연구 도중이라도 원하지 않으면 언제나 연구 참여를 거부할 수 있음을 알려주었다.

특히 연구 참여자와의 면담을 발전시켜 가는 중에, 본 연구자는 참여자들이 자신들의 가출 경험을 이야기하면서도 한편으로는 아직까지도 탈선행위에 대한 일말의 죄책감에 억눌려 있다는 점을 발견하게 되었다. 따라서 본 연구자는 그들이 경험했던 탈선행위에 대해서 결코 한 인간으로서 용서받지 못할 정도의 큰 죄를 지은 것은 아니었다는 점을 일깨워 그들 참여자들은 한층 편안하고 안정된 심리·정신적 상태가 되었다.

이와 같은 사실은 본 연구자가 참여자들로부터 "사실은요", "정

말은요", "비밀인데요", "우리 엄마도 모르고, 아무도 모르는데요",
"선생님한테만 얘기하는 건데요" 등의 매우 높은 신뢰와 적극적인
협조를 받을 수 있게 되어서 그들의 실재적이고 극히 진솔한 경험
자료를 수집할 수 있었던 결정적 계기가 되었다.

2) 자료수집 절차

자료수집 기간은 2001년 4월부터 동년 8월까지이었으며, 자료수
집 방법은 개별 심층면담법과 참여관찰법을 이용하였다.

참여자의 진솔한 진술을 듣기 위한 면담 준비로써 본 연구자와
연구 참여자는 미리 면담 날짜와 시간을 상의하여 정하였다. 면담
장소는 평일에는 학교의 상담실을 이용하였으며 주말에는 수도권
주변의 조용한 찻집을 이용하여 안온한 분위기에서 면담하였다.

면담은 우선 일상적인 대화로 자연스럽게 시작한 후, 반구조적인
면담으로 개방적이고 설명적인 질문을 통하여 참여자가 자신의 경
험을 자신의 언어로 진실하게 표현하도록 하였다. 예를 들면 "너의
가출 경험에 대해서 얘기해 주겠니?" 등과 같은 개방적이고 설명적
인 질문으로 면담을 진행하였다. 그리고 연구가 진행됨에 따라서
질문은 보다 구체적으로 되었다. 또한 3~4명의 면담자료 분석을
통해 본 연구자가 도출하게 된 범주들과 이들 범주 사이의 관계를
확인하는 방법으로 변화되었다.

참여자들과의 초기 면담은 개방적 표본 추출방식에 따라서 가능
한 한 다양한 개념과 범주들을 찾는 데 목적을 두고 진행하였는데,
다음 단계부터는 도출된 개념 및 범주의 정련화, 범주의 속성에 나

타난 변이를 파악할 목적으로 진행하여 나갔다.

참여자와의 1회 면담시간은 1시간~3시간으로 평균 2시간이었다. 참여자 1인당 면담시간은 최소 6시간에서 10시간이었으며, 평균 면담시간은 약 8시간이었다. 참여자와의 면담횟수는 3회부터 5회까지 진행되었으며 평균 면담횟수는 4회이었다.

모든 면담은 분석을 위하여, 참여자의 허락하에서 휴대용 녹음기를 사용하여 녹음하는 동시에 현장노트를 준비하여 메모하였으며, 녹음된 테이프의 면담 내용은 가능한 한 즉시 4~5번 계속 반복하여 들으며 노트에 옮겨 적은 후, 컴퓨터에 입력하여 자료화하였다.

수집된 자료의 비교분석을 위하여 1차 면담이 끝난 후 녹음된 내용을 기록하여 개방코딩하였고, 1차 면담에서의 진술내용에 그릇됨이 없는지, 개방코딩 내용이 참여자의 생각과 일치하는지를 확인하는 작업을 하였다. 특히 이때에는 또래문화의 영향으로 참여자들 모두가 휴대폰을 소지하고 있었기 때문에 연구자는 수시로 수월하고 생생하게 확인 작업을 진행할 수 있었다.

즉 이와 같은 참여자와 연구자 간의 가정용 유선전화가 아닌 휴대폰 이용에 의한 자료의 확인 작업은 참여자들의 부모나 다른 가족들의 존재로 인한 아무런 제약이나 영향력이 없는 상태에서 이루어질 수 있었기 때문에, 본 연구 참여자들의 극히 진솔한 경험자료를 얻는 데 있어서 가장 큰 도움이 되었다. 그러므로 본 연구방법에 따른 자료수집 절차 상, 휴대폰의 이용은 매우 유용한 수단이었음을 강조하여 밝히고자 한다.

2차 면담부터는 1차 면담에서 확실치 않았던 내용을 추가로 질문하였고, 면담은 참여자로부터 새로운 내용이 더 이상 도출되지 않은 포화에 이를 때까지 진행되었다. 참여자 9명의 면담으로써 더 이상의 새로운 범주나 개념이 나오지 않았으므로, 자료가 이론적으로 포화되었음을 확인하였다.

2. 자료 분석

본 연구의 자료분석은 Glaser와 Strauss(1967)가 처음 제시하고 후에 계속적으로 개발된 근거이론방법의 절차에 따라 이루어졌다 (Glaser, 1978; Strauss, 1987; Strauss & Corbin, 1990, 1998).

연구자료의 분석단계로는 Strauss와 Corbin(1990, 1998)이 제시한 개방코딩(open coding), 연결코딩(axial coding), 선택코딩 (selective coding)을 주로 사용하였다. 개방코딩(open coding)은 자료의 개념화 작업으로써, 참여자가 진술한 말을 직접 분석하는 것이며 주로 연구의 초기단계에서 이루어졌다. 개방코딩은 해석적 과정으로, 자료에 나타나는 현상을 기존의 해석방법을 뛰어넘어 새로운 분석적인 통찰력을 갖도록 하는 것이다. 심층면담과 현장노트 및 메모 등의 자료에 나타난 사건, 행위, 상호작용, 결과에 따라 자료를 분류하고 다른 자료와의 유사성과 차이점을 면밀히 분석하면서 개념을 추출하고 비슷한 개념끼리 묶어서 보다 추상성이 높은 범주를 이루어 가는 "계속적 비교분석 방법(constant comparative analysis)"을 이용하였다. 범주를 명명하는 근원은 연구자가 고안하거나, 전문 분야에서 이미 알려진 개념들을 사용하는 방법, 문헌에 있는 개념을 사용하는 방법 및 연구대상자가 언급한 단어나 절이 될 수도 있는 것이다.

연결코딩(axial coding)은 개방코딩 과정에서 나타난 범주들을 한 단계 더 포괄적으로 추상화하여 설명하기 위해 상위범주를 찾아내고, Strauss & Corbin(1990)의 분석방법 틀에 따라서 인과적 조건(causal condition), 현상(phenomenon), 맥락적 조건(contextual condition), 중재 조건(intervening condition), 행위/상호작용전략들(action/interaction strategies), 그리고 결과들(consequences)을 분류하고, 각 범주를 연결하여 현상의 과정이나 시기를 찾아내는 패러다임 모형을 개발하기 위한 예비적인 단계이다.

선택코딩(selective coding)은 많은 범주들 중 연구하고자 하는 현상을 가장 잘 대표할 수 있는 핵심범주를 찾아낸 후 이론적 틀을 개발시키는 단계이다. 이러한 핵심범주는 연구하고자 하는 현상의 가장 기본적인 사회 심리적 문제를 반영하는 것이어야 한다. 따라서 이 핵심범주를 중심으로 하여 다른 범주와의 관계가 연결되는 이론적 모형을 형성하게 된다. 핵심범주를 찾을 때는 다른 범주들과 연결되는 구심점을 지녔는가를 규명하고, 자료에서 빈출도가 높고 이론 구성에 필요한 명백성과 함축성이 포함되었는가를 확인하여야 한다(Chenitz & Swanson, 1986; Strauss, 1987; Strauss & Corbin, 1990).

이상과 같은 근거이론 연구방법의 중요한 자료분석 과정 이외에 메모와 도식이라는 부수적인 절차 또한 중요하다.

Strauss와 Corbin(1990)은 메모란 '이론의 조직과 관련된 분석에 대한 기록'이라고 정의하였다. 즉 메모는 분석과정의 보고로써 날짜가 기록되는 등, 상세하게 연구기간 내내 계속되어야 한다. Strauss (1987)는 메모는 '연구가 진행되는 동안에 발생한 내적 대화에 대해서 작성된 설명'이라고 하였다. 메모 내의 도식은 분석자의 되새김을 도와줄 수 있고 연구를 구조화시킨다.

메모와 도식은 부호화의 유형에 따라 달리하면서 연구자가 지속적으로 분석적 과정을 기록하게 해준다. 메모는 이론적 노트와 조작적 노트로 구분될 수 있으며 실재적인 부호화에 이론적 민감도와 노트 요약을 첨가시키면서 앞으로의 표본추출 방향을 제시해준다. 도식은 논리적 도식과 통합적 도식이 있는데, 개념 간의 관계를 시각적으로 나타내준다. 이와 같은 메모와 도식을 사용함으로써 연구가 어느 방향으로 진행되어가고 있는지, 주제에 대해 우리가 알게 된 것이 무엇인지, 더욱 명료화시킬 정보가 있는지의 여부를 알게 해준다.

본 연구에서는 "자아발견하기"가 핵심범주로 나타났으며 이를 중심으로 이야기의 윤곽(story line)을 구성하였다. 그리고 시간의 흐름에 따른 범주 사이의 관계에 대한 분석을 위하여 "패러다임 모형(paradigm model)"을 이용함으로써 가출 청소년의 자아발견하기 과정에서 나타난 과정에 따른 변화를 분석하였다.

그 결과로 핵심범주인 "자아발견하기" 과정을 중심으로, 그 단계가 미망기(迷妄期), 미명기(未明期), 사고의 반전기(思考의 反轉期), 성찰기(省察期), 자아정체감 확립기(自我正體感 確立期)의 단계로 나타났으며, 이들의 관계를 연결하여 이론적인 틀을 구성하였다.

3. 연구결과의 타당성 확립

Strauss와 Corbin(1998)은 연구결과를 평가할 때, 첫째, 자료의 타당성, 신뢰성, 사실성에 대해 판단하고 둘째, 이론 자체에 대해 판단하며 셋째, 이론이 생성되고 정련화되고 검증되는 과정의 적합성에 대해 판단하고 넷째, 연구결과의 경험적 근거에 대해 판단해야 한다고 하였다.

Lincoln과 Guba(1985)는 진실성(true value), 적용성(applicability), 일관성(consistency), 중립성(neutrality)을 제시하였다. 진실성은 종전의 확실성에 해당되며 자료가 실제 연구현상에서 수집된 것인지 인위적으로 그려진 것인지를 확인하는 것이다. 이때 관련된 전문인 집단의 동의와 판단이 중요시된다. 적용성은 종전의 적합성에 해당되며, 수집된 자료가 유사한 다른 상황에서도 적용가능한지를 확인하는 것이다. 즉, 연구결과 도출된 이론이나 이해가 비슷한 현상에 일반화될 수 있는가 하는 점이다. 일관성은 연구상황에서 나타난 다양한 자료에 대한 재해석이 신뢰할 만한 것인지를 보여주는 것으로써, 연구자의 질문방법이나 태도 등이 공평성을 유지하였는가에 많이 달려있다. 중립성은 연구자의 편견이 자료에 개입되지 않은 것을 뜻한다. 자료 수집과 분석과정에서 연구자의 견해가 아닌 대상자의 표현을 그대로 기록하고, 다음 단계의 분석에 활용하는 것이다.

Sandelowski(1986)는 이와 같은 준거에 따른 질적 연구의 평가기준으로 신뢰성(credibility), 적합성(fittingness), 감사가능성

(auditability)을 제시했으며, 이 세 가지가 확립되었을 때, 확인가능성(conformability)을 인정할 수 있다고 하였다.

본 연구에서는 자료의 신뢰성을 확립하기 위하여 연구자가 가출청소년에 대해 가지고 있는 지식을 당연시하지 않았고, 사전에 관련 문헌고찰을 하지 않음으로써 지식을 배제하고 참여자의 말에 경청할 수 있도록 하였다. 또한 참여자가 진실 되게 자신의 가출 경험을 말할 수 있도록 하기 위하여 주중에는 참여자가 안온함을 느낄 수 있는 학교 상담실에서, 주말에는 수도권 주변의 조용한 찻집을 찾아서 면담을 하였다. 때로는 면담하기에 적합한 분위기가 아니라고 판단될 때에는 일상적인 이야기로 인간적인 유대를 위해 노력하면서 다음번 약속을 하여 가장 안정된 분위기에서 충분한 시간적 여유를 두면서 면담하였다. 면담은 15~20분 정도의 일상적인 말로 친밀한 관계를 조성한 후에 개방적이며 반 구조적인 질문을 하여 참여자가 자신의 이야기를 진지하게 충분히 이야기할 수 있도록 유도하였다.

모든 면담은 휴대용 녹음기로 녹음하여 자료의 신뢰성을 확인하려 하였다. 그리고 비언어적인 행태 등에 관해서는 메모 노트에 항상 메모하였으며 현장노트에도 기록해 두면서 면담시의 전후 상황에 대한 이해를 분명히 하려고 노력하였다. 녹음된 내용을 문자로 자료화함에 있어서 연구자의 편견을 배제하고 자료의 신뢰성을 높이기 위해, 연구자가 한 명의 참여자와 1회 면담하면서 녹음한 내용에 대해서 가능한 한 즉시 반복적으로 4~5차례 확인하여 정리하였으며, 1명의 질적 연구자와 의견을 일치시킨 후 컴퓨터에 입력시켰다.

또한 참여자들의 또래문화의 영향으로 인해서 모든 참여자가 휴대폰을 소지하고 있었으므로 본 연구자는 그들의 휴대폰 번호를 항상 기록해 두었다가 조금이라도 의심이 되거나 불명확하다고 생각될 경우엔 깊은 밤 시간을 제외하고 적당한 시간이라고 생각되는한, 곧바로 참여자 본인에게 전화하여 내용을 생생하게 확인함으로써 신뢰성을 높이고자 하였다.

그리고 분석단계에서 나온 결과에 대해서는 먼저, 중학교와 고등학교에 각각 재직 중인 선생님 2인과 함께 토의를 거쳤으며 다음으로 정신간호학 교수 1인 그리고 심리학 전공 교수 1인과 검토하였고 마지막으로 근거이론 방법의 전공 교수와 근거이론으로 논문을 쓴 경험이 있는 교수의 자문을 받아서 수시로 협의해 가며 수정함으로써 분석의 신뢰성을 높였다. 본 연구는 9명의 참여자에게서 더 이상의 새로운 범주가 나오지 않는 포화상태를 확인하였으며, 각각의 참여자 본인에게도 마지막으로 확인하는 절차를 거쳐서 신뢰성을 최대한 높이려고 노력하였다.

연구의 적합성 확립을 위하여 참여자의 성별, 인문계와 실업계, 서울지역소재 학교 학생과 수도권 주변에 소재하는 학교의 학생 등 다양한 특성을 지닌 가출 청소년을 포함시키려고 노력하였다. 또한 연구자의 해석이나 분석을 독자가 검증할 수 있도록 참여자의 말을 직접 인용하였다.

연구의 감사가능성을 확립하기 위하여 될 수 있으면 상세하게 자료수집절차를 설명하였으며, Strauss와 Corbin(1990, 1998)이 제시한 개방코딩, 연결코딩, 선택코딩의 절차를 철저하게 따랐다. 또한 분석상의 일관성을 유지하기 위하여 연구 시작부터 메모와 현장노트를 항상 지니고 다니며 수시로 빠짐없이 기록하여 연구자 자신이 필요성을 느낄 때마다 상기하면서 연구에 몰두하며 전념하였다. 분석 중에는 항상 모든 자료를 지니고 다니면서, 수시로 다시 자료로 돌아가 재분석하여 비교함으로써 분석상의 일관성을 유지하려고 최대한 노력하였다.

Ⅳ. 연구결과

1. 연구 참여자의 일반적 특성

본 연구의 연구 참여자는, 한때 가출하였다가 이제는 진정한 귀가를 하여 정상적인 생활을 하고 있는 청소년들이다. 9명의 고등학교 학생으로 남학생이 4명, 여학생이 5명이었다. 8명이 인문계 고교생이었고, 1명은 실업계 고교생이었다. 나이는 17~19세이었다. 참여자 가정의 경제 수준은 하상~상하 정도이었다. 거주 지역은 서울이 4명이었고 나머지 5명은 수도권 주변이었다. 종교는 기독교 신자가 7명이었으며 나머지 2명은 종교가 없었다. 참여자 중 3명은 이혼가정이었다. 가출 기간은 최소 1주일에서 최대 6개월간이었으며, 가출횟수는 참여자 중 8명은 1~4회였고 나머지 1명은 수차례 이었다.

2. 개인면담 개요

참여자 1

참여자는 19세의 인문계 고교 3학년 남학생으로 1남 1녀의 첫째

이며, 여동생은 중학교 1학년 학생이다. 단순하고 깔끔한 성격의 소유자로서 부모님과 함께 살고 있고 종교는 없다. 참여자의 아버지는 전광판 제작업무에 종사하고 있으며 어머니는 전업 주부로서 가끔씩 남편의 일을 거들고 있다. 가정의 경제정도는 중간 정도에 속한다. 참여자의 가출 경력은 2회로써, 1차 가출은 고교 1학년 1학기 기말고사 기간의 1주일이었고, 2차 가출은 1학년 2학기 겨울방학 동안이었다.

참여자는 수학을 특히 좋아하였으므로 중학교 3학년 졸업 당시에 인문계 고등학교 진학보다는 이공계열의 공업고등학교로 진학하기를 희망하였으나, 부모님과의 많은 갈등 끝에 결국은 부모님의 뜻에 따라서 인문계 고등학교로 진학하게 되었다.

"제가요, 중3 졸업할 때, 인문계 안 가고 공고 쪽으로 간다고 한창 부모님이랑 싸웠어요. 그래서 공부하기도 싫었구요, 1주일간을 싸웠어요."

따라서 참여자는 인문계 고등학교의 학교생활에 적응을 잘 못하였으며 또래의 여자친구를 사귀며 늦은 귀가를 하는 등 방종을 일삼으며 자포자기 상태로 지내다가 평소에 모아 두었던 용돈 30~40만 원을 가지고 충동적인 가출을 하게 되었다.

"여자친구를 사귀어서 새벽 4~5경까지 놀았고요, 아는 누나랑 술 마시고 늦게 집에 들어 가구요, 그때 여자애는요, 부모님이 이혼하구요, 엄마 쪽에서 살면서 아빠가 돈 주는 걸로 살았죠."

"그때 당시에 막 부모님에게 혼나고, 속상하기도 해서 집을 나간다거나, 확 죽고 싶다거나, 그런 생각했죠."

1차 가출 때에는 우선 갖고 있었던 돈이 있었으므로 당구장, 노래방, 음식점, 술집 등의 유흥가를 전전하며 쓰고 또래친구들과 몰려다니며 마음껏 놀았다. 그러나 갖고 있었던 돈이 떨어지면서 차츰 의식주의 불편을 느끼게 되었다. 5일 정도 지나니까 서서히 식구 생각이 나기 시작했으며 심신이 지친 상태가 되었다. 그러나 막상 집에 들어가면 또 부모의 간섭을 받으며 생활해야 하는 것이 귀찮은 생각이 들어서 들어갈까 말까 하는 양가감정을 갖게 되었으므로 아무 생각 없이 돌아 다녔다. 이때 친구들이 그만 집에 들어가라는 충고를 하였으나 충고가 귀에 들리지 않았다고 한다. 참여자는 갖고 있던 돈이 떨어지면서 심신이 극도로 지치고 돈이 없으면 세상살이가 만만치 않다고 느껴짐에 따라 집에 들어오게 되었다. 이때 부모님은 참여자에게 앞으로 어떻게 할 것인가에 대해서 다그쳐 물어 보셨으나 참여자는 막막한 심정이었다. 따라서 궁여지책으로 부모님에게 자퇴할 것을 얘기하였다. 그리고 공업계 고등학교로 전학하겠다고 하였다. 그러나 부모님은 한때의 실수라며 참여자를 회유하였다.

2차 가출 시에는 방종이 깊어진 상태였다. 이때는 주위 또래친구 혹은 알고 지내는 선배들에게서 일자리를 알아보고 난 후에 계획적인 가출을 하였다.

"늦게 들어갔어요. 다음 날 아침에 들어갔거든요. 그때 막 머리에 염색 다하고, 그러니까 놀자 하고 딱 들어갔어요. 부모님이 머리가 뭐냐고, 그러다 보니까 또 나왔죠"

이때 친구들이 많이 말렸으나 주위 사람들의 충고가 전혀 안 들렸었다고 한다. 갖고 있었던 돈도 떨어져서 없고 의식주의 불편함이 심해짐에 따라서 심신이 극도로 지쳐서 마치 폐인 같아 보일 정도로 되었을 때, 그때부터는 실컷 노는 것도 진력이 났다고 느꼈으며 서서히 친구가 집에 들어가라는 충고나 말이 귀에 들리기 시작했다. 생각해 보니까 자신만 힘들고 해결된 것은 하나도 없었으며 거의 1년간의 공백 기간으로 인하여 진학문제가 큰 고민으로 남았다고 한다. 또한 일단 가출할 마음을 갖게 되면 남들의 고생스러운 가출 경험을 듣고서는 마음이 돌아오지 않고 직접 자신이 가출을 경험해 보아야 한다고 하였다.

지금 생각에 가출 당시에는 철이 없었고 어렸으며 사춘기였다는 생각이 들었고 자신이 그때 왜 그랬었는지 모르겠다고 하였으며, 이제는 긍정적인 사람이 되었다고 느끼고 있다. 또한 일단 가출을 하여서 나쁜 길로 빠지지 않는다면 좋은 경험으로 생각할 수 있다고 하였다. 그리고 이제는 대학진학을 위해서 열심히 공부하고 있으며 어머니와 웃으면서 이야기도 나누며 생활하고 있다고 하였다. 또한 부모님께서 참여자가 이제는 완전히 마음을 잡았다고 믿고 계시므로 든든한 마음이며 부모님의 기대에 부응하려 하고 있다.

● **범주들**

범주 1 고통이 팽배하였다.

1) 부모에게서 **벗어나고 싶었다.**
   ① 참여자는 공업계 고등학교 진학을 원했으나 부모의 강압
      에 못 이겨 1주일 동안을 부모와 갈등을 겪다가 결국에는
      인문계 고등학교에 진학하게 되었다.
   ② 늦게 다니지 마라, TV 그만 봐라, 공부해라 등등의 잔소
      리와 간섭에 스트레스를 받고 있었다.
   ③ 원하지 않았던 인문계 공부를 하게 되어 성적이 떨어졌으
      므로 의기소침한 상태에 처해 있다가 결국에는 자포자기
      상태에 빠지게 되었다.
   ④ 머리 염색, 늦은 귀가, 음주 등의 방종을 일삼으며 반항을
      하였다.
   ⑤ 부모님이 참여자에게 다그쳐 묻곤 하였으므로 스트레스가
      있었다.
2) 부모와 대화가 되지 않아서 **통하지 않음**을 느꼈다.
   ① 어머니와 말다툼을 하다가 어머니가 우시면 더 이상 말을
      하지 못하곤 하였다.
3) 부모와의 갈등으로 **치밀어 오름**을 느꼈다.
   ① 속상하기도 하고 그래서 집을 나간다거나 칵 죽고 싶다거
      나 하는 생각을 하였다.
   ② 가출할 당시에는 열 받아 있는 상태였으며 주위에서 말을
      해주면 점점 더 짜증이 났다.

③ 어머니가 말씀하시면 막 화를 내었다.

④ 별 것도 아닌데 싸우게 되었다.

4) 대학진학을 선망하였으며 또 한편으로는 이성에 대한 호기심
과 유흥에 빠져 방종하며 마음껏 **놀고 싶어 하였다.**

범주 2 가출 기간이 길어질수록, 차츰 부정적 심리에 젖어들면서
자기혼돈 상태에 있게 되었다.

1) 처음에는 **해방감**을 만끽하였다.

① 가출 직후에 가지고 나간 돈을 쓰고 놀며 '자유다'라고 생
각하며 맘껏 놀았다.

2) **죄책감**이 들기 시작하였다.

① 어머니에게 미안한 마음이 들기도 하였다.

3) 가출 후 5일 정도 지나니까 **고독감**이 느껴지기 시작하였다.

① 부모님과 동생이 보고 싶어 외로움이 느껴졌다.

4) **고립감** 속에 있었다.

① 친구의 충고가 들리지 않았다.

② 밤새껏 유흥가를 전전했어도 누구 한 사람 충고해 준 사
람이 없었다.

5) **불안감**이 느껴지기 시작하였다.

① 괜히 불안한 생각이 들었다.

② 아무 생각도 하지 않으려고 돌아다녔다.

③ 갖고 있었던 돈이 떨어지기 시작하였다.

6) **양가감정**이 느껴지기 시작하였다.

① 집에 들어가고 싶지만 한편으로는 간섭받는 것이 귀찮다

는 생각이 들어서 들어갈까 말까 망설이게 되었다.

7) **소진감**이 느껴지기 시작하였다.

   ① 의식주가 불편하였다.

   ② 심신이 지쳤다.

   ③ 마치 폐인 같아 보였다.

   ④ 노는 것도 힘이 들었다.

   ⑤ 낮에는 노래방이나 놀이터 등을 배회하였고 여자친구와 같이 거리에 할 일 없이 앉아서 얘기하며 소일하였다.

   ⑥ 방종하는 생활에 대해서 진력이 나게 되었다.

8) **허무감**을 느끼게 되었다.

   ① 어른들처럼 유흥가에도 가서 놀았고 술과 담배도 실컷 해 보고 하니까 별거 아니구나! 하는 생각이 들었다.

범주 3 스스로 깨닫기가 시작되었다.

1) **독립적 사고**를 하게 되었다.

   ① 나의 생각이 중요하다고 생각하게 되었다.

2) **자기굴레를 벗어나기** 시작하였다.

   ① 마음이 열리기 시작하였다.

   ② 친구의 들어가라는 충고가 들리기 시작하였다.

3) **자기존재 드러내기**를 하게 되었다.

   ① 내가 모두 잘못했다라는 생각을 하게 되었다.

4) **소중함을 인식**하게 되었다.

   ① 내 체험이 중요함을 느꼈다.

범주 4 참여자는 새로운 각오하기를 시작하였다.

1) **돌아보기를 하게 되었다.**
   ① 그땐 철이 없었다고 하였다.
   ② 사춘기였다고 하였다.
   ③ 자신이 어렸다고 하였다.
   ④ 그땐 왜 그랬는지, 자신이 무모했었음을 느꼈다.

2) **현실을 직시하게 되었다.**
   ① 가출을 하고 보니까 자신만 힘들었으며 해결된 것은 하나
   도 없음을 느꼈다.
   ② 가출경험 이후로 세상살이가 만만치 않음을 느꼈다.
   ③ 세상살이가 참 어렵고 무서운 것이라는 생각을 하게 되었다.
   ④ 가출로 인한 1년간의 공백으로 인해 진학문제에 큰 영향
   이 있음을 느끼게 되었다.

3) **긍정적으로 받아 들여 소중히 생각하게 되었다.**
   ① 참여자 자신은 이제 모든 일에 있어서 긍정적인 사람이
   되었다고 생각한다.
   ② 돈이 없으면 안 되고 돈을 어떻게 벌어서 무엇을 먹고 살
   아야 하는가를 생각하게 되었다.
   ③ 가출로 인해 참여자 자신이 나쁜 길로 빠지지 않았으므로
   자신의 가출은 참 좋은 경험이었다고 생각한다.

4) **자기강화하기를 하고 있다.**
   ① 집으로 돌아온 후에는 부모님과 갈등없이 모든 일을 잘
   하려고 노력하고 있다.
   ② 공부를 열심히 하려고 노력하고 있다.

범주 5 성숙된 자기가 되었다.

1) **희망**을 갖게 되었다.
   ① 대학 진학할 생각을 하고 있다.
2) **평온함**을 느끼고 생활하고 있다.
   ① 어머니와 웃으면서 이야기를 나누고 있다.
3) **이타심**을 갖게 되었다.
   ① 주위에 방황하는 또래가 있다면 자신의 체험을 얘기해 줌
   으로써 그들을 **도와줄 자신감이 있다.**

범주 6 부모님, 담임선생님, 친구의 지지가 있었다.

1) **관심, 사랑, 충고**가 있었다.
   ① 가출 중에 부모님은 친구들에게 수소문하여 간절하게 참
   여자를 찾아다녔다.
   ② 이제는 그만 집에 들어가라는 친구들의 충고가 있었다.
2) 가출 이후에 부모님은 참여자에게 **회유**와 **타협**을 하였다.
   ① 부모님이 웃으시면서 참여자와 얘기하신다.
   ② 부모님이 참여자에게 가출은 순간의 실수라고 하였다.
   ③ 담임선생님의 회유가 있었다.
3) 참여자는 부모님이 자신을 진심으로 **신뢰하고 있다고** 느끼게
   되었다.
4) 담임선생님께서도 참여자가 완전히 마음을 잡고 공부를 열심
   히 하려고 노력하는 것을 **대견해 하신다.**

범주 7 가출 당시에 **또래환경**의 영향을 받았다.

1) 이혼한 가정의 여자친구를 사귀었다.
2) 가출한 친구가 집에 들어가지 말고 같이 있자고 하였다.
3) 자취하며 노래방에서 DJ 아르바이트를 하는 선배가 취직자리를 알아보아 준다고 하였다.
4) 유흥가를 배회하고 방종을 일삼는 친구가 있었다.
5) 학교를 자퇴한 친구가 있었다.
6) 학교 다니기를 싫어하는 친구가 있었다.

범주 8 **사회적 무관심**이 심하였다.

1) 당구장, 노래방, 술집 등의 유흥가를 밤새껏 전전하였어도 아무도 누구 한 사람 나에게 충고해 주는 사람이 없었다.

참여자 2

참여자는 18세의 인문계 고교 2학년 남학생으로 부모님 슬하 1남 2녀의 막내아들이다. 남학생으로서는 비교적 가녀린 체구를 지닌 섬세한 성격의 소유지이다. 자신은 호기심이 많은 성격이라고 하였으며 특히 자유분방한 끼를 품은 예술적인 성향의 강한 개성을 보이고 있었다. 부모님은 슈퍼마켓 경영을 생업으로 하며 중류의 경제적 여건을 갖추고 생활하고 있다. 첫째 누나는 대학생이며 둘째 누나는 고교 졸업 후 컴퓨터 회사원으로 생활하고 있고 가족 모두 기독교 신자이다. 참여자의 가출 경력은 고교 1학년 때 3회이었다. 가출 기간은 1-2회 시에는 1주일 정도씩이었고 3회 때는 15일 정도이었다.

참여자는 공부에 취미가 없어서 실업계 고등학교에 진학하여 졸업 후 인쇄업을 하려는 생각을 갖고 있었으나, 대학 진학을 강력히 원하는 부모님의 강압에 못 이겨 어쩔 수 없이 인문계 고등학교에 진학하게 되었다. 그러나 원하지 않았던 선택이었으므로 공부만을 우선적으로 강조하는 학교에 적응을 못하고 고교 1학년 때 3번의 가출을 하였다. 그러므로 참여자와 부모님의 생각하는 바가 맞지 않아서 갈등이 심했고 참여자 주변에 있었던 학교를 자퇴하고 학교 다니기를 싫어하는 또래친구들과 사귀었으며 그들의 유혹을 받아 여러 유흥가를 찾아 놀며 술과 담배를 하면서 방종을 일삼다가 가출을 하게 되었다. 참여자는 이때 부모님과의 세대 차와 몰이해로 인한 의사소통 단절 상태로 의기소침해 있었으며 더 나아가 자포자기 상태로 치달아가고 있었다. 그러나 한편으로는 학교에서의 모범생을 선망하기도 하였다.

"머리 물 들이고 마음대로 할 수 있지만 ……, 학교에서는 머리 교복 단정하고 행실 바라야지만 …… 학교에 있으면 마음대로 할 수 없잖아요. 사실 공부 열심히 하고 단정한 모범생 보면 한편으론 부럽지만, 따라하기 쉬운 게 아니잖아요. 여자 만나고 술 담배 하고 하고 싶은 건 다 해 봤어요."

"처음엔 학교 안 간 거 아빠에게 걸렸어요, 보기가 민망하고 담임선생님에게 혼나고 하니까 집에 있을 자신이 없었어요."

또래친구와 가출하여 길거리를 누비고 유흥가를 전전하는 방종을
일삼으며 3-4일 동안 해방감을 만끽했었다. 그러다가 갖고 있는 돈
이 떨어지고 또래친구들이 하나 둘씩 집에 들어가고 참여자 혼자
남게 되었으므로 어쩔 수 없이 귀가하게 되었다. 이때 담임선생님의
충고가 있었고 부모님이 애원하여서 잠시 동안 학교에 잘 다녔다.

2번째 가출에는 참여자가 모아두었던 용돈 45만 원을 갖고 나가
서 오토바이를 타고 다니며 속도감에 탐닉하게 되었다.

> "학교 오기가 싫더라구요, 친구랑 밤새 폭주족 했어요. 그
> 게 그땐 자랑스럽기도 하고 나를 인정해 주는 것 같고 철없는
> 아이였어요."

> "부모님이 많이 우시면서 말렸어요. 그래서 오토바이를 안
> 탔는데, 그게 한번 중독이 되면 짜릿하고 속도감 느끼고 자다
> 가도 생각나거든요."

2번째 가출 4일째 되는 날, 부모님이 친구들에게 수소문하여 참
여자를 찾아 오셔서 강제로 집으로 귀가하게 되었다. 그러나 참여
자는 공부만 시키는 학교에 적응을 하지 못하고 있었다. 이와 같은
2차례에 걸친 가출 상황으로 인하여 아버지는 참여자가 원하는 대
로 실업계로 전학을 시켜 줄 것을 제의하며 회유와 타협을 시도하
였다. 그러나 이때, 참여자는 지금까지 본인 위주의 생각만 하였고
부모님을 생각 못 해 드린 것에 대해서 안타까운 생각이 들게 되면
서 적응하려는 노력을 하기 시작하였다. 이때부터 참여자는 바뀌기

시작하였던 것이다.

"실업계 전학 수속을 위해 학교 갔다가 생각하니까, 너무 제 생각만 하고 엄마 아빠 생각을 여지껏 한번도 안한 게 안타까웠어요, 허스러웠어요, 장사하는 게 힘드신데 많이예요."

3번째 가출은 학교에서 또래친구들과 패싸움을 하여 불리한 상황에 처하게 되면서 그 상황을 모면하고자 나오게 된 것이었다. 그러나 집에 대한 그리움으로 인하여 다시 15일 만에 귀가하게 되었다. 이때는 부모님이 참여자에게 스트레스를 안 주려고 노력하면서 참여자를 회유하였다. 그리고 차츰차츰 참여자는 계속 변해가고 있었다.

"3번째 가출하면서 안 해 볼 꺼 다 해보고 …… 사실은요, 저는 아리랑 치기, 본드 불고 그런 거는 정말 안 해 봤어요. 친구들 하는 건 흔히 많이 봤어요. 저는 술 담배는 했어도 그런 건 안 했어요, 저는 그런 아이들을 정말 이해 못 했어요. 정一말 못 하겠더라구요."

"어 이러면 안 되는데! 친구들이 한다고 나까지 따라 할 필요는 없어! 하고 생각하면서 나쁜 쪽으로 그 쪽으로 안 가게 됐어요."

3번의 가출을 경험한 후 참여자는 자신이 새 사람이 된 기분이라고 하였다. 지금은 편안한 마음이며 행복하다고 하였다.

"이젠 나도 모르게 웃음이 나구요, 지금은 정말로 행복해
요. 친구 만나는 거, 공부하는 환경 받쳐주는 거 ……. 그런
게요."

또한 가정과 집이 제일 좋다는 것을 알게 되었다고 하였다. 홀가분
하고 다 털어버린 것 같다고도 하였다. 그리고 학교에 잘 적응하고
있으며 나름대로 최선을 다해서 공부하여 대학진학을 하겠다고 한다.
대학에 진학하여 대학가요제에 출전하는 것이 꿈이라고 하였다.
참여자가 지금과 같이 집으로 귀가할 수 있도록 한 요인은 어머
니의 신앙의 힘으로써, 어머니는 참여자 자신이 꼭 마음을 잡을 것
이라는 믿음을 갖고 계셨기 때문이었다고 하였다. 또한 참여자 자
신의 절제감도 강한 이유이었다고 하였다.

"그러니까 …… 사실, 제가 지금 이렇게 된 거는요, 우리
엄마의 신앙의 힘인 것 같아요. 우리 엄마가 …… 엄마가요
…… 사실은 저 7살 때부터 아침마다 교회에 나가서서 저를
위해 기도를 많이 하셨거든요. 겨울에두 꼬박하셨어요, 새벽
기도를 지금껏 하세요."

● 범주들

범주 1 고통이 팽배함을 느꼈다.

1) 참여자가 처한 환경에서 **벗어나고 싶었다.**
   ① 참여자는 실업계 고등학교 진학을 원했으나 대학에 진학
   할 것을 강하게 요구하는 부모의 강압에 못 이겨 부모와

갈등을 겪은 후, 인문계 학교에 진학하게 되었다.

② 부모님이 참여자가 하고자 하는 것을 못하도록 간섭하였다.

③ 패싸움으로 인하여 학교에서 불리한 상황에 처하게 되었다.

④ 공부만을 우선으로 하는 학교교육이 싫었다.

⑥ 머리와 교복을 단정하게 일률적으로 입어야 하는 학교에
적응하기가 어려웠다.

2) 부모와 **통하지 않음**을 느꼈다.

① 권위적인 아버지와는 세대 차를 느꼈다.

② 참여자의 아버지는 참여자를 이해하지 못하였다.

3) 부모와의 갈등으로 **치밀어 오름**을 느꼈다.

① 어머니에게 짜증내고 소리쳤다.

② 답답해서 미칠 것만 같았다.

4) 하고 싶은 마음을 **채우고 싶었다.**

① 사실은 학교의 모범생을 부러워하고 따라하고 싶었다.

② 오토바이를 마음껏 타보고 싶었다.

③ 자신의 개성대로 외모를 꾸미고 싶었다.

④ 마음껏 방종해 보고 싶어 하였다.

범주 2 가출해서 시간이 지날수록, 부정적인 심리상태에 젖어 들
면서 **자기혼돈** 상태에 빠져있게 되었다.

1) **해방감**을 만끽하였다.

① 재미있게 놀았고 홀가분한 느낌이었다.

② 하고 싶은 것은 다 해 보았다.

③ 어른들처럼 밤새껏 거리를 누비며 음주, 흡연, 성인 오락

실 출입을 비롯한 유흥가 출입 등을 모두 따라 해 보았다.

④ 자신이 자랑스럽기도 하였고 사람들이 참여자 자신을 인정해 주는 것도 같았다.

2) **탐닉**하였다.

① 오토바이 폭주족이 되었다.

② 짜릿하고 속도감을 느끼고 자다가도 생각이 났었다.

3) **죄책감**을 갖고 있었다.

① 처음에 학교를 결석한 것에 대해서 아버지와 담임선생님의 꾸중을 듣고 난 후 면목이 없어서 집에 있을 자신이 없었다고 하였다.

② 장사하시느라 고생하시는 부모님에게 죄스럽고 안타깝다는 생각을 하게 되었다.

4) 3번째 가출했을 때에는 몹시 **고독감**이 느껴졌다.

① 부모님이 보고 싶었다.

② 가족끼리 따뜻한 밥 먹고 대화하는 것이 가장 생각났다.

③ 누나들의 잔소리, 어리광 피운 것, 꾸중 듣던 생각도 났다.

④ 참여자 자신의 하얀 침대가 몹시 생각났다.

5) **고립감**을 느꼈다.

① 같이 놀았던 또래친구가 하나 둘씩 집에 다 들어가고 혼자 남게 되었으므로 하는 수 없이 좋아하는 노래를 벗 삼아 부르며 지냈다.

② 길에서 담배를 그렇게 피워댔어도 학교의 선생님들처럼 혼내주는 사람이 아무도 없어서 기분이 좀 그랬다.

6) **불안감**이 느껴지기 시작했었다.

① 돈 떨어지고 또래친구들이 귀가하고 혼자 남게 되었으므로 불안감이 느껴졌다.

② 의식주가 불편하였고 특히 신세지고 있던 친구의 눈치가 보였다.

③ 길거리에 앉아서 하는 일 없이 시간 보내며 소일하였고 마음이 이상야릇하여서 유흥가를 더욱 전전하며 밤새껏 거리를 방황하고 다녔다.

7) **양가감정**이 느껴지기 시작하였다.

① 친구들이 모두 귀가하고 혼자 남으니까 불안한 생각이 들었으므로 집에 들어가고 싶은 생각이 들기도 하였지만 다 떨쳐버리려고 하였다.

② 노는 것이 재미있었지만 학교에 가고도 싶었다고 하였다.

8) **소진감**을 경험했다.

① 우울하기도 하였었고 무기력해짐을 느꼈다.

② 가출한 친구끼리 싸움도 하고 돈 없고 의식주가 불편하니까 차츰 흥미를 잃게 되었고 질려 버리게 되었다.

9) **허무감**을 느꼈다.

① 다 해보고 나니까, 어른 되면 다 할 수 있는 것인데 별것이 아니구나, 커서 다 하는 건데 하는 생각이 들었다.

② 하고 싶었던 일은 다 해 보았으므로 별로 하고 싶은 것이 없었다.

범주 3 스스로 깨닫기가 시작되었다.

1) **독립적 사고**를 하게 되었다.

① 친구들이 한다고 나까지 따라할 필요는 없다는 생각이 들었다.

2) **자기굴레 벗어나기**가 시작되었다.

　① 내가 왜 이러고 있는가라는 생각이 갑자기 들었다.

3) **자기존재 드러내기**가 시작되었다.

　① 나는 그런 친구들처럼 나쁜 쪽으로 가면 안 된다는 생각이 들었다.

　② 나는 그런 친구(아리랑 치기, 본드 하는 친구)와는 다르다라는 생각이 들기 시작하였다.

　③ 나는 원래 절제심이 강한 사람이라는 생각이 들었다.

　④ 나는 원래 내가 하기 싫은 것은 안 하는 사람이라고 생각한다.

　⑤ 나는 그런 친구를 전혀 이해할 수가 없다는 생각이 들었다.

　⑥ 남들이 나를 초라하게 보는 것은 참을 수가 없었다.

　⑦ 나는 노래와 디자인 계통에 소질이 많은 사람이라고 생각하였다.

4) **소중함을 느끼게** 되었다.

　① 힘들게 장사하시는 부모님이 고맙고 소중하게 느끼게 되었다.

　② 참여자가 7살 때부터 아들인 자신을 위해 기도하는 어머니의 사랑이 생각났다.

　③ 노력해 보겠다고 하였을 때 우셨던 아버지의 사랑이 생각났다.

범주 4 참여자는 새로운 각오하기가 시작되었다.

1) **뒤돌아보기** 시작하였다.
   ① 그동안 나만 생각했었다는 생각이 들었다.
   ② 나는 철이 없었다.
   ③ 예전의 나를 생각해 보면 나는 새 사람이 된 기분이다.
2) **현실을 직시하기** 시작하였다.
   ① 밖에 나가니까 고생이었고 내 집이 가장 편하다는 것을 가출 전에는 몰랐다.
3) **긍정적으로 받아들이며 소중히 생각하기** 시작하고 있다.
   ① 학교 수업이 재미있다.
   ② 지금은 반에 공부 잘하는 친구들도 있고 유모어 있는 친구들도 있고 끼 있는 친구들도 있으므로 반에서 편안하게 느꼈다.
   ③ 집과 가족이 가장 소중하다고 생각하고 있다.
   ④ 참여자에게 언제라도 만날 수 있는 친구와 공부할 수 있는 환경이 있다는 것이 소중하게 여기고 있다.
4) **자기강화하기**를 하며 생활하고 있다.
   ① 대학진학을 위해서 최선을 다하려고 한다.
   ② 귀가 후에는 공부하려고 노력하고 있다.
   ③ 오토바이를 팔았으며 방종하면서 놀았던 친구들과의 만남도 자제하고 있다.

범주 5 성숙된 자기가 되었다고 느낀다.

1) 참여자 자신도 마음만 먹으면 무엇이든 할 수 있다는 **자신감**

을 갖게 되었다.

2) **희망**을 갖고 있다.

① 공부를 열심히 하여 대학에 진학할 것이다.

② 대학가요제에 출전하여 가수가 되는 것이 꿈이다.

③ 옷가게 사장님이 되는 것도 꿈이다.

3) 나는 **평온함**을 느끼고 있다.

① 홀가분하고 다 털어 버린 것 같은 기분이다.

② 상쾌하고 편안하며 만족하는 상태이다.

③ 참여자는 자신도 모르게 웃고 있음을 발견하였다.

4) 방황했던 자신의 경험에 비추어서, 참여자는 자신의 2세에게 도움을 주는 아빠가 꼭 될 것이라는 **이타심**을 갖고 있다.

범주 6 부모님, 학교, 담임선생님의 지지가 있었다.

1) ① 가출 중에 부모님이 여러 친구들에게 수소문하여 참여자를 찾아오셨다.

② 참여자가 꼭 돌아올 것이라는 믿음으로 아들을 위한 **어머니의 기도**가 있었다.

③ 부모님의 **애원, 회유, 타협, 충고**가 있었다.

④ 부모님은 나의 노래를 듣고 흐뭇해하시며 대학생이 되면 대학가요제에서 뽑힐 것이라며 **용기를 북돋아 주신다.**

2) 담임선생님의 **충고, 회유**가 있었다.

3) 이제는 개성과 특기를 인정하는 학교 분위기가 형성되었다.

4) 담임선생님은 참여자 자신의 끼를 **인정**해 주시고 있다.

범주 7 가출 당시에 또래환경의 영향이 있었다.

1) 가출해서 놀자고 유혹하는 친구가 있었다.
2) 학교 다니기 싫어하는 친구가 있었다.
3) 학교를 자퇴한 친구가 있었다.
4) 방종을 일삼으며 몰려 다녔던 친구가 있었다.
5) 또래의 폭주족이 있었다.

범주 8 사회적 무관심이 심하였다.

1) 밤늦게까지 유흥가를 전전하며 술을 먹고 길거리에서 담배를 피웠어도 타이르는 사람이 없었다.

참여자 3

참여자는 19세의 인문계 고교 3학년 남학생으로 2남 중 차남이며 형은 재수를 하고 있다. 체구가 비교적 크고 진중한 느낌을 주는 반면, 성격은 직선적이고 단순한 학생이었다. 참여자의 아버지는 대기업의 중견간부로서 사회활동을 하고 있으며 어머니는 가벼운 우울증을 갖고 있는 전업 주부이다. 가정의 경제 정도는 중상 정도이다. 참여자의 가출 경력은 고교 3학년의 2주간이었다. 가족 모두의 종교는 천주교이다.

참여자는 평소 가벼운 우울증을 앓고 있는 어머니와 강압적이고 권위적인 아버지로 인해서 가정에서 스트레스를 받고 생활하고 있었다. 또한 부모님은 자주 참여자의 형과 비교하며 편애함으로 인해서 형이 참여자를 무시하는 경향이 있다고 느끼며 생활하고 있었다. 특히 참여자는 대학진학 문제에 관해서 아버지와의 의견 차이로 인해 갈등을 빚고 있었다. 어느 날에는 참여자가 진로문제로 고집을 부린다는 이유로 아버지는 뺨을 여러 번 때리셨다. 따라서 참여자는 이러한 상황에서 탈피하고픈 마음이었다고 하였다. 참여자는 답답하고 불끈하는 마음에 평소에 모아 두었던 70만 원의 용돈을 갖고 가출하기에 이르렀다.

"저는 일어를 좋아해요. 그래서 일어공부를 전문적으로 하고 싶거든요. 그래서 일어학원엘 가고 싶었어요. 그런데 아빠께서는 일어공부는 나중에 대학가서도 얼마든지 할 수 있는 거니까, 우선 서울에 있는 대학에나 들어갈 생각을 하라는 거예요. 아니면 지방대학은 이러면 가래요. 재수는 절대로 안 시킨대요."

"어느 날은요, 과를 선택하는 문제로 아빠께서는 제가 고집을 부리고 아빠 말씀대로 안 한다며 뺨을 여러 대 때리시는 거예요. 그러니까 눈에서 불이 나고 불끈 치밀어 오르는 거예요. 미치겠더라구요. 그냥 콱 죽고 싶기도 했구요, 그래서 있는 돈 다 가지고 그대로 집을 나왔죠, 뭐."

참여자는 혼자 거리를 배회하며 부모님의 간섭과 잔소리로부터의 해방감을 느꼈으며 갖고 나간 돈으로 방종한 생활을 하였다.

"노량진 쪽에 가면 PC방, 게임방, 만화방 같은 게 많으니까요, 낮에는 거기서 시간 보내고요, 값은 여인숙에서 잤어요. 식당에 들어가서 사 먹었구요, 옷은 입은 거 한 벌만 갖고 나 갔거든요, 돈이 있으니깐 빨래는 빨래방에 가서 했어요."

"우선 공부해라, TV 보지 마라, 오락하지 마라와 같은 잔소 니 안 듣고, 자유롭고 간섭 받지 않으니까 또 하고 싶은 거 하니까 좋더라구요."

그러나 한편으로는 집안 걱정을 하였다고 한다. 그리고 돈 걱정도 되었다고 하였다. 친구들과 이-메일을 통해 연락을 하며 지내던 중 어머니가 쓰러지셨다는 소식에 접하자 곧바로 귀가를 하였다고 한다.

"근데, 한편으로는 집안 걱정이 되는 거예요. 엄마가 약하신 데 제가 집을 나오니까 엄마가 쓰러지셨다고 친구들이 메일을 보내 주더라구요. 또 돈 걱정도 무지 되더라구요, 갖고 있었 던 돈을 쓰고 있었으니까요. 밖으로 나가 보니까 모든 게 돈 아니면 안 되는 거더라구요."

귀가 후에 부모님은 참여자를 편하게 대하고 있다고 한다. 참여 자는 밖의 생활이 힘들다는 것을 느꼈기 때문에 좋은 경험이었다고 생각하고 있었다. 또한 참여자는 자신의 진로문제에 대한 확고한 신념을 더욱 갖게 되었으며, 더 나아가 고교 졸업 후의 꿈을 갖고 독립의지를 불태우고 있다고 하였다.

● 범주들

범주 1 참여자는 **고통이 팽배함**을 느꼈다.

1) 참여자가 처한 상황에서 **벗어나고 싶었다.**

① 참여자는 일어를 전공할 의사를 갖고 있으나, 권위적인 아버지는 아들의 의사를 묵살하고 아버지의 일방적인 의견만을 내세우며 강압적인 의사소통을 하고 있다는 불만을 갖고 있었다.

② 평소 우울증을 앓고 있는 어머니로 인하여 참여자는 가정 내에서 스트레스를 받고 있었다.

③ 부모님은 평소 참여자와 형을 비교하였으며 차별하여 형을 더 편애한다는 열등감으로 인한 스트레스를 갖고 있었다.

④ 참여자는 형이 자신을 무시하는 경향이 있다고 생각하며 형과 갈등을 겪고 있었다.

2) 참여자는 아버지의 일방적인 의사결정 행태로 인해서 대화가 **통하지 않음**을 느끼고 답답해하고 있었다.

3) 참여자는 의사소통이 단절된 상황에서 가출하여, 간섭받지 않고 놀고 싶었던 대로 마음껏 놀아보며 **방종해보고 싶다**는 생각을 하게 되었다.

4) 참여자는 자신의 의지대로 진로를 선택할 수 없는 상황이 너무 답답하였으며 아버지는 참여자가 고집을 부린다고 여러 번 참여자의 **뺨을 때리며** 고집을 꺾으려고 하였으므로 불끈하고 **치밀어 오르는 상태**에서 집을 나오게 되었다.

범주 2 참여자는 가출 기간이 길어질수록, 점점 **자기혼돈**에 빠지
게 되었다.

1) 부모님의 간섭과 강압에서 벗어나 **해방감**을 만끽했다.
   ① 갖고 나간 돈을 쓰며 마음껏 방종하며 지냈다.
   ② 낮에는 유흥가를 배회하며 지냈다.
   ③ 부모님의 잔소리에서 벗어나서 자유로움을 맘껏 누려 보
      았다.
   ④ 쌓였던 것이 많이 풀렸다.
   ⑤ 마음이 날아갈 것 같았다.
2) 부모님에게 **죄책감**이 있었다.
   ① 걱정하실 부모님을 생각하니까, 마음이 아팠다.
3) 가출 후 1주일이 지나니까 **고독감**이 느껴지기 시작했다.
   ① 걱정하실 부모님이 그립다는 생각이 났다.
   ② 몸이 약하신 어머니의 건강을 포함한 가족을 생각하면, 외
      롭고 몹시 쓸쓸하다는 느낌이 들었다.
4) **고립감**이 느껴졌다.
   ① 친구들은 열심히 공부하고 있을 텐데 나만 혼자서 이렇게
      허송세월하고 있구나 하는 생각이 들었다.
5) **불안감**이 많이 있었다.
   ① 갖고 있던 돈이 차츰 줄어들었으므로 **불안함**을 느끼기 시
      작했다.
   ② 또래의 유혹에 빠지게 되지나 않을까 하는 **두려움** 때문에
      참여자 혼자 가출 생활을 하였다.
6) 가출하여 보니까 답답하고 부담되었던 환경에서 벗어나게 되

어서 좋았으나 한편으론 부모님과 돈 걱정이 되어 집으로 들어가고 싶은 마음이 들면서 **양가감정**을 느꼈다.
7) **소진감**을 느끼게 되었다.
　① 낮에는 유흥가 주변을 할 일 없이 배회하였고 잠은 여인숙에서 잤으며 식당에 들어가서 매식을 하였고 입은 옷은 빨래방에서 빨아 입으면서 불편한 생활을 하였으므로 **초라함**이 느껴지기 시작했다.
　② 몸과 마음이 너무 지치고 힘이 들어서, 이것저것 자꾸 먹어도 쓰러질 것만 같았다.
8) 집을 나왔어도 해결된 것은 하나도 없다는 **허무감**을 느꼈다.

범주 3 스스로 깨닫기가 시작되었다.

1) 참여자는 **독립적으로 사고**하게 되었다.
　① 어디까지나 참여자 자신의 일이었으므로, 친구들이 부담을 느낄까봐서 전화연락은 절대로 하지 않았다.
2) **자기굴레 벗어나기**가 시작되었다.
　① 그만 집에 들어가라는 친구들의 충고가 참여자의 귀에 들리기 시작하였다.
　② 집에서만 들었던 세상경험을 참 많이 하며 보고 느끼게 되었다.
　③ 자신의 일어공부에 대해서 반대하시는 아버지의 생각을 잘 검토해 보려 하였다.
3) **자기존재 드러내기**가 있었다.
　① 참여자 자신은 절대로 나쁜 길로 **빠지면** 안 된다고 생각

했기 때문에, 2주 동안의 가출 기간 내내 휩쓸려 다니지 않고 혼자 다녔다(자포자기하지 않으려는 마음이었다).
4) 어머니의 건강이 무엇보다 **소중하게** 느껴졌다.
    ① 참여자의 가출로 인해서 어머니의 건강이 좋지 않다는 친구들의 말을 듣는 즉시, 참여자는 귀가하게 되었다.
    ② 편안한 집과 부모님의 관심과 사랑을 절실히 느꼈다.

범주 4 참여자는 **새로운 각오하기**가 시작되었다.

1) 참여자 **자신을 돌아보게** 되었다.
    ① 아버지와 대화를 해 보려는 참여자의 시도가 없었던 점이 **후회되었다.**
    ② 부모님에게 걱정을 끼쳤던 **아쉬움**이 있었다.
2) 집에서 나가면 모든 것이 불편하고 고생이라는 **현실을 직시하게** 되었다.
3) 처한 상황을 **긍정적으로 받아들이기로** 마음먹었다.
    ① 어쨌든 지금은 대학진학을 위해서 공부할 시기이기 때문에 함부로 참여자의 감정대로 대처하면 안 된다고 생각하고 있다.
4) 참여자는 **자기강화하기**를 계속 하고 있다.
    ① 나는 일어공부를 더욱 열심히 해야 한다고 다짐하고 있다.
    ② 아버지의 의도를 깊이 생각하려고 노력하고 있다.
    ③ 지난 일을 편하게 얘기할 수 있도록, 서먹서먹한 분위기를 불식시키려 노력하고 있다.

범주 5 성숙된 자기가 되었다고 생각한다.

1) 참여자 자신이 스스로 생각해서 확고하게 행동하는 **자신감**을 갖게 되었다.
2) 참여자 자신의 의지에 따라 행동할 수 있다는 독립심에 대한 **자신감**이 생겼다. 따라서 뿌듯한 마음으로 생활하고 있다.
3) 참여자는 자신의 미래에 대한 **꿈**을 확고하게 갖고 있다.
4) 참여자 자신의 길이 분명하기 때문에 누가 뭐래도 흔들리지 않아서 **마음이 편하다.**
5) 언제든지 자신의 경험을 바탕으로 해서 갈등과 방황에 처해 있는 또래 청소년을 **돕겠다는 마음**을 갖게 되었다.

범주 6 부모님과 친구, 담임선생님의 지지가 있었다.

1) 가출 중에 지속적으로 이-메일을 통해 **친구와 연락을 함**으로써 친구들의 **관심과 우정**을 느끼고 있었다.
2) 귀가 후에 부모님은 참여자를 편하게 대해 주시며 담담하게 지난 일을 얘기하시려는 **타협**을 하였다.
3) 담임선생님은 2주간의 공백에 대해서 한때 그럴 수도 있다고 하시며 위로해 주셨다. 그리고 어느 정도 융통성 있게 결석일 수를 처리해 주셨다.

범주 7 참여자를 가출로 이끌게 된 가정환경 요인이 있었다.

1) 아버지는 권위적이며 일방적인 의사소통을 원하였다.
2) 형제에 대한 아버지의 편견이 심했다.
3) 형제간의 갈등이 있었다.

4) 어머니는 우울증을 앓고 있었다.

참여자 4

참여자는 19세의 인문계 고교 2학년 남학생으로 1남 5녀의 막내 아들이다. 위의 누나들은 모두 출가하였으며 늦둥이로 태어나 식구들의 많은 사랑을 한 몸에 받으며 어린 시절을 보냈다. 참여자는 신체적으로 남달리 조숙하였고 매우 신체가 건장한 남학생으로서 운동에 특기를 갖고 있는 학생이었다. 능동적이고 적극적이며 매우 활달한 성격의 소유자로서 호기심이 많으며 자유분방함을 추구하는 성향을 지니고 있었다. 아버지는 건축업 경영주이며 어머니는 전업주부이다. 경제상태는 상하 정도이었으며 종교는 식구 모두 기독교이다. 가출 경력은 중학교 2학년 때 6개월 정도의 기간이었다.

참여자는 일률적이고 틀에 박힌 학교생활에 대해 심한 구속감을 느꼈고, 부모님(아버지: 62세, 어머니: 61세)에게는 세대 차를 심하게 느꼈다. 신체적으로 조숙하며 자유분방하고 적극적이고 능동적인 성격이었으므로 중학교 2학년 때에 이성에 대한 강한 호기심이 발동되어 유흥업소에 종사하고 있었던 6살 연상의 여자친구를 사귀게 되었다. 따라서 이성에 탐닉하게 되었으며 또래친구와 유흥가에서 방종을 일삼았고 오토바이 폭주족으로서 경험도 하였다. 또한 매우 건장한 체격의 소유자로서 일진회라는 또래들의 학교폭력 써클의 회장을 하였기 때문에 다니던 학교 주변은 물론이거니와 다른 지역에까지 소문이 나 있었으므로 주위 학생들의 두려움의 대상이기도 하였다.

"집에서는요, 엄마 아빠가 보수적이시거든요. 저희 세대랑 틀리잖아요. 제가 귀걸이하고 머리에 연색하고 옷 같은 것도 쫑바지 입구요, 이런 거 싫어하시거든요, 그런게 되게 싫었어요. 자꾸 뭐라고 말하니까 짜증나거든요."

"처음엔 술 먹고 그런게 되게 좋았거든요, 그런 거 많이 하니까 친이 들고 몸이 안 따라 주더라구요. 맨날 술 3병정도 …… 그것도 소주루요 마시니까, 속도 안 좋아지구요. 성관계도 많이 했어요. 저는 어릴 때니까 모르고 그냥 기분 좋으니까 ……. 하루에 4번도 했어요. 밥 먹고 그게 일과였으니까요."

가출 3개월이 지난 후에야 비로소 극도로 심신의 불편함과 지침을 느끼는 동시에 집에 대한 그리움이 느껴지기 시작했다고 하였다.

"딱 3달 되니깐요, 집에 들어가고 싶어졌어요, 간섭도 받고 싶구요, 그냥 내가 무엇을 하고 다녀도 사람들이 아무 말도 안 했거든요. 길에서 담배 펴도 누구 하나 뭐라고 그러는 사람도 없구요, 그런게 좀 ……"

그동안은 계속 어머니와 전화 연락을 하고 지냈다. 또한 학교의 담임선생님과 부모님의 연계가 잘 이루어진 상태였으므로 자동 퇴학은 면할 수 있었다고 하였다. 그러던 중에 무면허 오토바이 운전으로 인하여 참여자가 경찰서에 잡혀가게 되었다. 그때는 아직 중학교 2학년의 어린 학생이었으므로 경찰의 배려에 의해 집에 연락이 되었기 때문에 부모님이 찾아 오셔서 집으로 귀가하는 계기가 되었다고 하였다. 이때 너무나 심신이 지친 상태였으므로 참여자를 찾아온 어머니가 아들을 얼른 알아보지 못할 정도로 소진되어 있던 상태였다.

"그땐 밥을 제대로 못 먹었으니깐 뼈밖에 없었으니까 엄마가 경찰서에 찾아와선 저를 못 알아보더라구요, 그땐 인상도 되게 안 좋았거든요, 이때가 중 3 초반이예요(자신의 사진을 연구자에게 보여주었다). 눈빛이 되게 강하구, 인상이 너무 더러웠죠? 다른 사람들이 쳐다보지도 못했어요, 저는 중학교 때 다 발달했구요, 키도 그때 다 컸어요."

"제가 집을 나갔을 때는요, 운동을 해 갖구, 몸무게가 120 kg 나갔거든요. 키가 제가 190㎝예요, 그때 제가 가슴이 이- 랬어요. 근데, 딱 72kg이 되더라구요, 아프진 않았구요. 걔는 자기 딴에는 저에게 한다고 했는데, 자기도 술집에 다니니까, 힘들잖아요."

귀가하여 학교에 적응하려 노력하던 중에, 학교 학생들로 하여금 무서운 존재로 따돌림을 받게 되었다.

"지금은 제가 저를 보아도 얼굴이 순해졌다고 생각해요, 그땐 사람들이 다 저를 무서워하더라구요, 저는 절대로 인상 쓴 게 아니었거든요, 그때 사진을 보면, 내가 봐도 인상이 너무 더러운 거예요, 그땐 제 가슴둘레가 130㎝였어요. 씨름으로 전국 체전에서 1등도 했었거든요."

따라서 휴학을 하고 난 후에 7개월 동안에 걸쳐서 고등학교 학력인정을 위한 검정고시를 준비하려 하였으나, 여의치 않아서 다시 복학하여 학교를 다니게 되었다. 지금 현재는 참여자의 특성을 학교에서 인정해 주는 분위기에서 잘 적응하면서 학교에 다니고 있다.

"지금 다시 제가 운동을 하니까요, 몸무게가 90kg이 됐어요. 요즘은 제가 긍정적인 생각을 해요, 남들이 시비를 걸어도 죄송합니다! 한마디 하면 끝나잖아요? 그러면 싸움이 안 나잖아요? 사실 그렇게 한다구 친구들이 제가 싸움 못해서 피하는 게 아니라는 걸 아니까요."

"제가요, 초등학교 때부터 사실은 교회에 나갔는데요, 요즘 저는 기도를 해요, 고등학교 졸업을 잘 할 수 있게 해 달라구요, 그러구요 무엇보다두 엄마 건강하시게요, 그렇게 기도해요, 요즘은요."

● 범주들

범주 1 참여자는 **고통이 팽배함**으로써 어찌할 바를 몰랐다.

1) 참여자는 **강한 개성**의 소유자이었다.
   ① 벌써 중학교 2학년에 지금의 건장한 체격을 갖출 정도로 신체적으로 조숙하였다.
   ② 매우 활달하고 능동적, 적극적이며 외향적인 성격의 소유자이다.
   ③ 자유분방함이 넘치며 개방적인 성향의 소유자이므로, 특히

일상에서 답답함을 많이 느끼면서 생활하였다.

2) 답답한 일상의 틀에서 **벗어나고 싶어 하였다.**

① 부모님의 간섭, 잔소리에서 벗어나고 싶었다.

② 참여자 자신은 운동을 좋아하며 특기를 갖고 있음에도 불구하고, 부모님은 운동을 못하게 하였으며, 공부만을 하도록 일방적으로 강요하였다.

③ 학교는 틀에 박혀서 생활해야 하는 곳으로써, 일단 들어가면 교문도 잠그고 학생들을 못 나가게 하므로 마치 감옥과 다름이 없다는 생각이 들었다.

3) 부모와 **통하지 않음**을 느꼈다.

① 참여자가 늦둥이로 태어나서 부모님이 60세를 넘은 연령이며, 보수적 사고를 하고 있었기 때문에 세대 차를 느꼈다.

② 부모는 참여자의 자유분방한 옷차림의 개성에 대해서 전혀 이해를 해주지 못했다.

4) 부모와의 갈등으로 자주 **치밀어 오름**을 느꼈다고 하였다.

① 부모님이 자주 잔소리와 간섭을 하였으므로 그때마다 심한 짜증이 났다.

② 참여자의 자유분방한 개성에 대해서 부모님이 이해를 못하였기 때문에 가슴이 답답하고 미칠 것 같은 기분이 자주 들었다.

5) ① 이성에 대한 강한 호기심을 **채우고 싶었다.**

② 또래친구들과의 방종한 생활을 **실컷 해보고 싶었다.**

범주 2 가출 생활이 깊어질수록 극심한 **자기혼돈** 상태에 빠져있
었다.

1) 참여자는 **해방감**을 만끽하였다.
   ① 재미있었고 매우 편하다고 느꼈으며 날아갈 것 같은 기분
      이었다.
   ② 유흥가를 전전하였으며 마음껏 흡연, 음주를 하였다.
   ③ 또래 폭력집단의 회장으로서 패싸움도 많이 하였다.
2) **탐닉**하였다.
   ① 이성과의 성생활에 빠져들게 됨으로써, 한때는 마치 성생
      활만이 하루일과였을 정도였다.
   ② 오토바이 폭주족이 되어서 속도감에 빠졌었기 때문에, 자
      다가도 생각이 났을 정도였다.
3) **죄책감**을 항상 갖고 있었다.
   ① 어머니에게 면목 없고 미안하다는 마음이 들기 시작했다.
   ② 어머니 생각을 하면 항상 마음이 아팠다.
4) 가출 3개월 정도가 되어서는 서서히 **고독감**이 느껴졌다.
   ① 어머니가 제일 보고 싶었고 오히려 부모님의 잔소리와 간
      섭이 그리워졌다고 하였다.
   ② 어머니에게 반찬 투정하였던 생각이 났다.
   ③ 참여자가 길가에서 담배를 피웠어도 아무 말도 해주는 사
      람이 없었기 때문에 간섭이 그리웠고 씁쓸한 기분이었다.
   ④ 누나의 잔소리가 그리웠다.
5) 참여자는 학교에서 친구와 후배들에게 **고립감**을 느꼈다.
   ① 학교 친구들과 후배들이 참여자를 무서워하고, 싫어하며

학교에 같이 다니지 않았으면 좋겠다고 따돌리고 소외시
켜서, 휴학을 할 수밖에 없었다.

6) 참여자는 가출하여 있는 동안에 **불안감**을 항상 갖고 있었다.

① 동거하고 있었던 여자친구의 집이 남의 집이라는 생각으
로 인해 편한 느낌이 전혀 없었으며 항상 불안하였다.

② 오토바이를 무면허 상태로 몰고 다녔으므로 경찰의 단속
에 걸릴까봐 항상 쫓겨 다니는 기분으로 불안하였다.

7) 집에 귀가하고 싶은 마음이 간절했지만 민망하고 쑥스러웠으
며, 어머니에게 면목 없다는 생각 때문에 쓸데없이 허세를 부
리게 되었고 쉽게 집에 귀가 할 수가 없는 **양가감정**을 느꼈다.

8) **소진됨**을 느꼈다.

① 예쁜 여자라도 계속 보니까 지겹고 싫증난다는 생각이 들
었다.

② 이성에 대한 호기심이 많이 사라졌다고 하였다.

③ 가출 전의 몸무게가 120㎏이었으나 방종한 생활로 인해서
72㎏이 되었을 정도로 신체적으로 건강하지 못한 상태가
되었기 때문에, 어머니가 아들인 참여자를 찾아 와서 처음
본 순간 알아보지 못할 정도이었다.

④ 심신이 극도로 피폐하여서, 눈빛이 강했고 참여자 자신
이 인상을 쓰고 있지 않았음에도 불구하고 남에게 좋지
않은 인상을 주게 되었다.

9) 참여자가 하기 좋아했던 것들은 결국 자신에게 심신상의 **불건
강만을** 불러왔다고 느꼈다.

범주 3 참여자는 스스로 깨닫기를 시작하였다.

1) 독립적 사고를 하기 시작하였다.
   ① 참여자는 자기 자신에 대해서 깊이 생각해 보게 되었다.
   ② 남들을 위해서 학교 다니는 것이 아니고 참여자 자신을 위해서 학교에 다니는 것이라는 생각을 하게 되었다.
2) 자기굴레 벗어나기가 시작되었다.
   ① 여지껏 식구들의 마음은 전혀 생각지 못하였고, 참여자 혼자만을 생각하고 있었다는 생각을 하게 되었다.
3) 자기존재 드러내기가 시작되었다.
   ① 또래친구들이 대마를 피우자고 유혹을 했음에도 불구하고 참여자 자신은 결코 그런 짓은 안한다고 싫다고 거절하였다.
   ② 남들이 뭐라고 해도 참여자 자신의 의지대로 고등학교를 졸업해야 하겠다는 생각을 하였다.
4) 소중함을 인식하기 시작했다.
   ① 학력이 없으면 사회에서 인정받지 못 받고 무시당하는 것을 보았으므로, 참여자는 고등학교 졸업장을 꼭 취득해야 하겠다고 생각하였다.
   ② 교복 입은 친구들이 등교하는 모습을 보게 되니까 참여자 자신도 교복을 입고 학교를 다녔던 학교생활이 소중하였다는 마음이 들었다.
   ③ 가족에 대한 사랑이 소중함을 깊이 느꼈다.

범주 4 참여자는 새로운 각오를 하게 되었다.

1) 참여자의 지난날을 되돌아보게 되었다.

① 한때 주변 사람들로부터 눈총을 받고 고립되었던 참여자의 지난날을 생각하면 자신이 철이 없었다고 생각이 들었다.

2) 참여자는 **현실직시**를 하게 되었다.

① 학력중시 사회라는 것을 재인식하게 되었다.

3) 자신의 행동이 어리석었다고 **긍정적으로 받아들이게** 되었다.

① 참여자 자신의 행동이 어른들의 시각에서는 나쁜 짓으로 보였을 것이라고 생각하고 있다.

② 날마다 항상 여자 생각, 돈 생각, 술과 담배 생각 등을 하고 살았으니까, 인상이 험악해졌고, 따라서 학교 친구들이 무서워하고 학교에 같이 다니길 싫어했음직하다고 생각하였다.

4) **소중하게 생각**하게 되었다.

① 참여자 자신이 궁지에 몰렸을 때에, 부모님은 언제라도 달려와서 도와주시는 이 세상에서 가장 소중한 분이라는 것을 생각하게 되었다.

5) 참여자는 **자기강화하기**를 하며 생활하고 있다.

① 운동을 열심히 하고 있다.

② 기도를 매일하고 있다.

③ 좋은 생각만 하려고 노력하고 있다.

④ 학교에 지각하지 않으려고 일찍 일어나며, 꼬박꼬박 열심히 다니려고 다짐하고 있다.

⑤ 시작한다는 새로운 마음가짐을 갖게 되었다.

⑥ 음주와 흡연을 절제하려는 노력을 하고 있다.

범주 5 성숙된 자기가 되었다.

1) 참여자는 **자존감**을 갖고 있다.
   ① 남들이 시비를 걸면 참여자가 먼저 죄송하다는 말을 하게 되었다.
   ② 남에게 겸손한 마음으로 대하게 되었다.
   ③ 남 앞에서 자신감을 갖게 되었다.
   ④ 참여자는 자신이 부모님의 하나밖에 없는 늦둥이 귀한 아들이라는 것을 뿌듯하게 느끼고 있다.
2) 고등학교를 꼭 졸업하겠다는 **소망**을 갖고 있다.
3) **이타심**을 갖게 되었다.
   ① 어머니 건강을 위해 날마다 기도하고 있다.
   ② 상대방을 항상 배려하고 양보하는 마음으로 생활하게 되었다.
4) **평온한** 생활을 하고 있다.
   ① 참여자는 마음이 편안하고 안정된 상태에 있다고 하였다.
   ② 신체적인 건강이 회복되었다.
   ③ 다시 본래의 좋은 인상이 되었다.
   ④ 학교의 후배들이 참여자를 형이라고 부르며 잘 따르고 있다.
   ⑤ 학교에 친구들이 많이 생겼다.

범주 6 부모님, 담임선생님, 학교의 지지가 있었다.

1) 부모님은 **관심과 사랑**으로 참여자와의 전화연락을 끊지 않았으며, 항상 멀리서 지켜보고 있었다. 그리고 참여자가 곤란한 상황에 처하게 되면 즉시 도움을 주었다.

2) 부모님은 항상 참여자와의 **회유와 타협**을 게을리 하지 않았
   다. 그리고 지금 현재는 참여자가 완전히 새 사람되었다고 믿
   고 대견해 하신다.
3) **담임선생님**은 개인의 특성과 특기를 인정해 주고 용기를 주시
   며 충고를 해 주었다.
4) 학교의 **선생님과 학부모가 연계**되어 참여자를 배려하였으므로
   자동 퇴학이라는 징계를 면할 수가 있었다.
5) 담임선생님은 참여자가 운동하기를 좋아하며 이에 대한 특기
   가 있음으로 특성을 살릴 수 있게 학교차원에서 지원 받을
   수 있도록 **학교의 배려**가 있었다.
6) 사회적 차원에서 선처해 주는 **경찰의 배려**가 있었다.

범주 7 참여자가 가출하게 된 **환경요인**이 있었다.

1) 참여자의 **가정환경**은 보수적 성향의 부모, 세대 차를 느끼게
   하는 부모, 이해를 못하는 부모, 대화가 안 되는 부모, 참여자
   의 의사를 무시하며 일방적으로 강요하는 분위기였다.
2) 참여자의 **학교환경**은 틀에 박힌 규율을 지킬 것을 요구하는
   학교이었으므로 매우 답답함을 느끼게 하여 마치 감옥 같다
   고 생각하였다.
3) 대마를 같이 피우자고 **유혹하는 또래친구**가 있었다.

범주 8 사회적 **무관심**이 심하였다.

1) 밤거리 유흥가에서 아무리 탈선행위를 하여도, **간섭하며 충고
   해 주는 사람이 없었다.**

참여자 5

참여자는 18세의 인문계 여고 3학년 학생이다. 참여자가 중학교 2학년 때 부모가 이혼하여 아버지와 오빠하고 생활하고 있다. 고등학교 학력의 아버지는 조그만 회사의 회사원으로서 경제적 여건은 중하 정도의 생활을 하고 있으며 오빠는 대학진학을 위한 재수를 하고 있다. 아버지와 이혼한 어머니는 호프집을 경영하며 혼자 생활하고 있다. 참여자는 특히 애정지향적 성격이 두드러지게 느꼈고, 가족의 관심과 사랑에 목말라하고 있었음을 느낄 수 있었다. 어머니는 참여자와 계속 연락을 취하며, 어머니 자신이 경제적인 자립 기반을 마련한 후에 함께 생활하자는 설득과 함께 참여자인 딸을 계속적으로 지켜보면서 지지해 주고 있다. 본인만의 종교는 기독교이다. 참여자의 가출 경력은 여고 2학년 때의 5월과 7월 각 1개월이었다.

참여자의 오빠가 학교폭력 써클(일진회) 회원이었기 때문에, 참여자는 주위의 친구들에게 눈총을 받으며 중학교 시절을 보냈다고 하였다. 중학교를 졸업하면서 실업계 여고에 입학할 의사를 가지고 진학시험을 보았으나 인상이 좋지 않다는 이유로 면접에서 떨어지게 되어, 참여자는 어쩔 수 없이 인문계 여고로 진학하게 되었다. 진학 후 학교에 잘 적응을 못하고 있을 즈음에 참여자의 아버지는 새로운 결혼 상대자를 만나게 된 상태였지만 상황이 여의치 않게 되었으므로 신경이 날카로운 상태이었다. 그러므로 딸인 참여자에게 서운함을 느끼게 하였다고 한다.

"아빠가 다른 아줌마을 사귀면서 저희에게 관심이 없어지니까 괜히 짜증내시고 화를 막 내고 그러는 거예요."

"어느 날 엄마가 아빠을 만났는데요 아빠가 글쎄 막 우시더래요. 그런데 아빠가 우리들 자식 때문에 우신 게 아니구요, 그 아줌마랑 결혼 못하게 되었다구 막 우시더래요 글쎄. 그 아줌마 집에서 반대한 거래요. 자식이 둘씩이나 있다구요."

따라서 참여자는 아버지와 아줌마를 죽이고 싶었고, 또한 그들이 죽었으면 좋겠다는 극한 생각을 하고 있었다고 하였다. 그러던 어느 날 아침, 갑자기 사소한 일이 발단이 되어 참여자는 충동적으로 가출을 하게 되었다고 하였다. 처음 1주일 정도는 후련한 마음이었고 틀에 박힌 학교생활에서 벗어나서 남자친구들과 밤새껏 노래방, 호프집, 당구장 등의 유흥가를 전전하며 자유롭게 지낼 수가 있었다고 하였다. 그러나 아버지에게 복수하려는 마음으로 가출을 하였는데 이렇게 하는 것이 복수가 아니라는 생각이 들었다고 하였다.

"제가 커서 떳떳하게 하고 싶은 일 하면 아빠가 미안한 감정을 갖게 될거고, 그것이 바로 아빠에게 복수하는 것이다라고 생각했죠. 그리구 아빠는요, 고등학교밖에 안 나와서 힘든 일 하니까 좋아서 하는 일이 아니거든요, 그러니까 나는 하고픈 일 하면서 재미있고 즐기면서 살고 싶었어요. 아빠는 경제적으로 힘들게 살거든요, 시간적 여유도 없이 살아요."

"그러니까 이런 게 아닌데, 친구들은 다 공부하는데 나는

아무 생각 없이 빈둥대고 …… 이래선 안되겠다 하는 생각이
들었어요."

따라서 참여자의 어머니는 딸과 계속 전화연락하며 참여자에게
회유와 설득을 하였다. 그렇지만 참여자는 어머니가 미운 마음은
아니었음에도 불구하고 어머니에게 반항을 하고 있었으며, 참여자의
모든 사고는 부정적인 상태이었다. 자취하는 또래친구 집에서 신세
를 지며 살았으므로 차츰 의식주문제와 마음이 힘들고 불편하여서
귀가하게 되었다고 하였다.

그러나 아버지와 오빠는 참여자에게 무관심하였기 때문에, 집안
에서 참여자만이 외톨이고 무시당하고 있다는 괴로운 마음이 들어
서 차라리 다시 집을 나가서 마음 편하게 사는 것이 좋겠다는 생각
이 들어서 두 번째 가출하게 되었다고 하였다. 2번째의 가출을 하
고 나서는 구직에 관한 정보 신문 등을 살펴보면서 살아나갈 자구
책을 모색해 보기도 하였다. 이때 힘든 아르바이트를 하게 되면서
부터 힘들게 생활을 꾸려나가는 아버지를 인간적인 차원으로 생각
하게 되었다.

"아르바이트를 조금 했어요. 피자집에서 써빙하는 거요 1시
간에 2천 원 주거든요, 굉장히 힘들더라구요. 그때 비로소 아
빠를 생각하게 됐죠. 돈 버는 게 이렇게 힘든 거구나, 그런데
아빠는 우리에게 말 한마디 없었는데, 나는 그것도 생각 못
하구 아빠상 말 한마디 따뜻하게 안하고 ……. 이렇게 지금까
지 키웠는데 ……"

"아빠도 사람이니까, 감정이란 게 있으니깐, 때론 화도 내고, 기분도 나쁠 수 있고, 미웁기도 하고 ……. 그렇게 할 수 있는 건데, 내 생각만 하구, 그게 싫어서 아빠를 미워했구나 싶은 생각이 들었어요."

한편으로는 오빠의 여자친구가 참여자를 회유하며 충고를 해 주었고, 참여자의 오해를 풀어주려는 노력을 하였다. 그리하여 마침내 아버지와 오빠가 참여자에게 관심과 사랑이 없는 것이 아니었음을 알게 되면서부터 한꺼번에 진한 회한의 눈물을 흘리고 난 후, 진정한 마음으로 귀가할 수 있게 되었다.

"아버지와 오빠가 진작에 마음을 나에게, 관심이 있었다는 걸 표현했었더라면, 내가 이렇게 까진 안 했을 텐데 …… 하구 후회했어요. 그러구 …… 굉장히 많이 많이 울었어요."

동시에 담임선생님과 어머니가 연계되어 참여자에게 많은 지지를 해 주었다. 지금 참여자는 가족과 자신을 사랑하는 마음으로 충만한 상태에서 자기 자신을 사랑하며 활기찬 생활을 하고 있다.

"지금 저는요, 예전보다 많이 달라졌어요, 제가 공부를 해 본 적이 없었는데, 고2 때 2학기부터 해 보자 하구 공부하니까, 성적이 평균 20점 올랐어요, 그러니까, 30등 안에 들어요. 잘 어울리구요, 사람들을 좋아하게 됐구요, 잘 멀고 따르고 미워하는 감정이 사라졌어요, 그러니까 부정적인 감정이 많이 사라졌어요. 이제는 활발하고 자기표현 잘 하는 아이라고 선생님이 말씀해 주세요. 그리구 …… 2학년 말부터 다이 어트도 했어요. 아무래도 사람들하고 어울려야 되니까 …… 아무래도 사람들이 예쁜 거 좋아하잖아요? 외모에 신경 쓰게 되니까, 다이어트를 하게 된 거죠."

● 범주들

범주 1 참여자는 **고통이 팽배함**을 느꼈다.

1) 참여자는 자신이 처한 상황에서 **벗어나고 싶어 하였다.**
   ① 학교 폭력 써클 회원인 오빠의 영향으로, 친구들에게 눈총을 받으며 소외당하였다.
   ② 아버지와 오빠의 무관심과 냉대에서 벗어나고 싶었다.
   ③ 틀에 박힌 학교생활, 일률적으로 똑같이 행동해야 하는 학교생활 등에 대해서 답답함을 느끼고 있었다.
   ④ 매일 똑같은 일상의 학교생활에 관한 권태감을 느끼고 있었다.
   ⑤ 원치 않았던 학교에 입학하였으므로 적응이 안 되었다.
   ⑥ 순조롭지 못한 재혼문제에 처한 아버지로부터, 참여자는 스트레스를 받고 있었다.
   ⑦ 참여자는 위축되어 있었다.
   - 내성적이고 소극적 성격으로 주눅 들어 있었다.
   - 친구들과 대화를 하지 못하고 의기소침한 상태에 있었다.
   - 좋지 않은 인상을 주어서 실업계 고교 입학을 위한 면접에서 실패하였다.

2) 매우 **치밀어 오름**을 느꼈다.
  ① 아버지와 재혼하려는 아줌마와 아버지를 모두 죽이고 싶
     은 마음이 들었고, 또한 그들이 죽었으면 하는 마음이 매
     우 **치밀어 오름**을 느꼈다.
  ② 아버지에게 반항하고 복수하고 싶었다.
3) 참여자에게 무관심한 아버지와 무뚝뚝한 성격의 오빠와는 따
   뜻한 대화가 없었으므로 **통하지 않음**을 느꼈다.
4) 참여자는 **애정지향적 성격**으로써 가족의 **관심과 사랑**을 받고
   싶었다.
  ① 아버지가 자식을 위해 울지 않았다는 말을 접하게 되면서
     밉고 서운했다.
  ② 아버지에 대한 막연한 배신감을 느꼈다.
  ③ 참여자에게 아버지는 무관심하게 대했으므로, 아버지에게
     무시당하고 있다는 느낌을 갖고 있다.
  ④ 참여자에게 자주 신경질과 화를 내는 아버지에게 좋지 않
     은 감정이 쌓여 있었다.
  ⑤ 오빠의 **관심과 사랑**을 받고 싶었다.
5) 실업계 진학을 **하고 싶었다.**

범주 2 참여자는 부정적인 심리상태로 빠져들면서 **자기혼돈**을
       경험하였다.

1) 가출 후 참여자는 **해방감**을 만끽하였다.
  ① 집을 나와서 무관심, 답답함, 미움, 냉대 받고 있었다는 마
     음에서 풀려남으로써 기분 좋음, 편안함, 후련함, 자유로운

마음을 느꼈다.

② 무절제, 불규칙한 생활을 하였고, 남자친구를 사귀어서 음주와 흡연을 하며 방종한 나날을 보냈다.

③ 또래친구들과 어울려서 유흥가를 전전하였으며 길거리를 배회하였다.

2) 어머니에게는 **죄책감**이 느껴졌다.

① 엄마의 기대에 못 미치는 것을 생각하면 미안하고 죄송스러운 마음이었다.

② 어머니에게 부끄럽기도 하였다.

3) 참여자는 **고독감**을 느꼈다.

① 외롭다는 생각이 들었다.

② 하얀 밥, 두부반찬 등등 집에 대한 그리운 마음이 느껴지기 시작했다.

4) 참여자는 **고립감**을 느꼈다고 하였다.

① 집을 나와 보니까, 참여자 혼자뿐인 외톨이가 된 기분이었으며 의지할 데 없는 막막함을 느꼈다.

② 일요일 날에는 특히 자신의 주변에는 정말로 아무도 없구나 하는 느낌이 매우 강하게 느껴졌다.

5) 참여자는 막연하게 **불안함**을 느꼈다.

① 마음이 매우 불편하고 왠지 모를 막연한 불안감이 엄습해 오고 있음을 느꼈다.

② 돈이 없으니까, 어떻게 무엇을 해서 먹고 살아야 하는지에 대한 불안감이 컸다.

③ 공부에 대한 걱정으로 휴학을 할까? 고시원에 가서 검정

고시를 준비할까? 등 여러 가지 걱정을 하며 착잡한 심정이었다.

6) 참여자는 **양가감정**을 느꼈다.

① 신세를 지고 있던 친구의 눈치가 보였고, 의식주가 불편하였으므로 내 집이 편하다고 느꼈지만, 집에 들어간다는 것은 정말로 싫었다.

7) 참여자는 **소진감**을 느끼기 시작하였다.

① 가출 상태가 계속됨에 따라 몸과 마음이 매우 힘들었다.

② 모두 다 포기해 버리고 싶은 심정이었다.

8) 기대가 무너지는 **허무감**을 느꼈다.

① 아버지와 오빠가 반겨줄 것이라는 기대감이 무너지면서 텅 빈 것 같은 허전함을 느꼈다.

범주 3 참여자는 스스로 **깨닫기**를 시작하였다.

1) 아버지와 오빠에게 사랑받기를 바라기보다는 참여자 자신이 먼저 아버지와 오빠에게 따뜻하게 말하고 챙겨 주리라는 **독립적 사고하기**가 시작되었다.

2) **자기굴레 벗어나기**가 시작되었다.

① 주변의 충고가 들리기 시작했다.

② 참여자를 도와주고 친절한 호의를 베푸는 사람들에게, 다른 의도가 있기 때문일 것이라는 불신감을 갖고 있었는데 차츰 신뢰감이 생기기 시작하였다.

③ 주변에서 관심을 갖고 물심양면으로 도와주는 사람들에게 고마움을 느끼게 되었다.

④ 지금까지 참여자 자신만을 생각했다고 느끼기 시작했다.

⑤ 참여자 자신은 그동안 내성적이고 소극적인 생활을 하였다고 생각했다.

⑥ 사람들과 잘 어울리고, 사람들을 좋아하게 되었다.

⑦ 사람들을 미워하는 감정이 사라졌다.

⑧ 오해를 하였던 오빠에게 마음을 열고 자신의 고민도 얘기하게 되었다.

⑨ 참여자는 그동안 아버지를 자신의 아버지로만 생각을 하였고, 한 인간으로서의 아버지를 이해하지 못했다.

⑩ 가출한 친구의 어머니가 학교에서 울고 있는 모습을 보면서 우리 어머니도 참여자 자신 때문에 저렇게 울겠지 하고 나 자신을 비추어 생각하게 되었다.

3) **자기존재 드러내기**가 시작되었다.

① 참여자는 자신이 하고 싶은 일을 하면서 살아갈 것이라는 생각을 하게 되었다.

② 참여자 자신은 아버지처럼 살지 않고, 인생을 여유롭고 재미있게 즐기면서 살 것이라고 생각하게 되었다.

③ 참여자 자신의 성격은 원래 활발하고 자기표현을 잘하는 명랑한 사람이었다고 생각하게 되었다.

4) **소중함을 인식**하게 되었다.

① 나의 가족과 집이 역시 제일 좋고 편한 것이라는 생각을 하게 되었다.

② 자식을 위해 힘들게 생활하시는 부모님의 사랑이 소중함을 느끼게 되었다.

범주 4 참여자는 새로운 각오하기를 시작하였다.

1) **돌이켜 보게** 되었다.
   ① 아버지가 불쌍하다는 생각을 하게 되었다.
   ② 아버지에게 미안하다는 생각을 하게 되었다.
   ③ 여지껏 나만 생각했었구나 하는 생각을 하게 되었다.
   ④ 집에서도 충분히 대화로 풀 수 있었을 텐데 욱 하는 성질에 가출한 것이 후회스러웠다.
   ⑤ 아버지가 밉고 죽었으면 하였던 감정이 차츰 조금만 내가 참았었더라면 하는 아쉬움으로 느껴졌다.
   ⑥ 참여자 자신은 그동안 아버지와 오빠에게 아무것도 잘해 준 것이 없었다는 생각이 들었다.
   ⑦ 어머니에게 마음고생 시킨 것이 미안한 마음이다.

2) **현실을 직시하게** 되었다.
   ① 구직 정보 신문을 보면서 자구책을 강구했어야 했다. 하지만 아르바이트 자리를 구하기가 생각보다 어려웠고, 직접 해 보니까 돈 버는 일이 너무 힘든 일이라는 것을 알게 되었다.
   ② 참여자 자신은 가출하여서 학교 가지 않고 소일하고 있는 데 비해서, 학교에 다니며 열심히 공부하고 있는 친구가 있다는 생각에 정신이 들기 시작했다.
   ③ 힘들게 사시는 아버지 한 인간으로서의 아버지를 보게 되었다.

3) 참여자는 비로소 타인의 마음을 **긍정적으로 받아들이게** 되었다.
   ① 오빠의 마음을 진작에 알았었더라면, 내가 이렇게 까진 하

지 않았을 텐데 하는 생각이 들어서 회한의 눈물을 많이
흘렸다.

4) **소중하게 생각하게** 되었다.
   ① 참여자의 경험은 소중한 추억이며, 경험해 볼 가치가 있다
   는 생각을 하게 되었다.

5) 참여자는 **자기강화하기**를 시작하였다.
   ① 학교 다니기가 재미있고 특히 공부하기가 매우 좋아졌다.
   그리고 학교 친구들과 잘 어울리게 되어 잘 적응하려고
   노력하고 또 다짐하고 있다.
   ② 앞으로 아버지와 오빠에 대해서 이해도 잘해주고, 따뜻한
   말도 건네고, 열심히 도울 것이라고 다짐하며 노력하게 되
   었다.

범주 5 성숙된 자기가 되었음을 느꼈다.

1) 참여자는 **자존감**을 갖게 되었다.
   ① 학교성적이 눈에 띄게 향상되었고, 따라서 참여자 자신도
   하면 된다는 **자신감과 성취감**이 생겼다.
   ② 참여자 자신의 가출경험을 남에게 솔직하게 얘기해 줌으
   로써 충고해 줄 수 있다는 **자신감**이 생겼다.
   ③ **자기애**가 생겨남에 따라서, 참여자 자신의 외모에 신경을
   쓰게 되었으므로, 다이어트를 하여 날씬해졌다.

2) 참여자는 **희망찬 생활**을 하게 되었다.
   ① 아버지와 오빠에게 관심을 가져주고, 챙겨주고, 따뜻하게
   대해 주고, 마음을 나눠야겠다는 **사랑이 솟아오름**을 느꼈다.

② 참여자의 성격이 명랑 쾌활해졌고 큰 목소리로 자기표현도 하며 모든 일에 의욕을 갖고 성취감을 느끼며 **활기찬 생활**을 하게 되었다.

③ 대학진학을 하여 유치원 선생님이 되겠다는 의욕적인 꿈을 갖고 있다.

3) 참여자는 **이타심**을 갖게 되었다.

① 눈물을 흘리며 거리를 헤매는 친구들을 참여자 자신은 금방 알아볼 수 있으며, 그들에게 참여자 자신의 경험을 얘기해 주며 충고와 도움을 줘야겠다는 생각을 하게 되었다.

② 앞으로 경제력이 생기면 남을 돕고 살 것이라고 생각하게 되었다.

4) **평온함**이 느껴진다고 하였다.

① 마음이 편하고 기분이 좋으며, 맺혔던 응어리가 다 풀렸다는 여유로움이 느꼈다.

범주 6 모성애, 친구, 담임선생님, 친지의 지지가 있었다.

1) 항상 참여자와 연락하고 대화하여 깊은 교감을 나누고 지켜보며 설득, 충고, 회유, 타협을 하였던 모성애가 있었다.

2) 아버지와 어머니는 참여자가 대학진학을 위한 공부를 잘 해낼 것이라는 용기를 주시고 믿어주셨다.

3) 학교 소식과 공부한 내용을 전해주었던 친구의 관심과 우정이 있었다.

4) 설득, 충고, 회유와 경험담을 들려주고 이해시키려는 노력을 하며, 물질적으로 도와주었던 친지의 관심과 지지가 있었다.

5) 담임선생님과 어머니가 연계되어 설득, 충고, 회유를 꾸준히 하였다.
6) 담임선생님은 참여자가 완전히 깨닫고 학교생활에 적응을 잘 하는 사람이 되었다고 믿고 사랑해 주신다.

범주 7 참여자가 가출을 하게 된 주변환경이 있었다.

1) 부모가 이혼한 가정. 아버지는 참여자에게 무관심하고 짜증내 며 화풀이하는 **가정환경**이었다.
2) 틀에 박힌 규칙적이고 일률적인 생활을 강요하는 학교, 각자 의 개성을 존중하지 않는 학교, 똑같은 일상이 반복되는 권태 로운 **학교환경**이었다.
3) 자퇴한 친구, 아버지에게 학대받는 친구, 가정문제로 혼자서 자취하고 있는 친구, 유흥업소에서 아르바이트하는 친구 등의 **또래환경**이 있었다.
4) 아르바이트하며 자취하는 자퇴생 친구가 집에 들어가지 말고 계속 같이 살자고 유혹하였다.

범주 8 사회적 무관심을 경험하였다.

1) 남자친구들과 밤새껏 유흥가를 전전하며 놀았어도 전혀 이러 한 모습을 보고 저지하는 사람이 없었으므로 무관심 속에서 방치되었다.

참여자 6

참여자는 18세의 실업계 고교 3학년 여학생이다. 고등학교 졸업 학력의 건축업을 하는 아버지와 초등학교 졸업 학력의 전업주부인 어머니 사이의 외동딸이었다. 특히 참여자의 어머니는 자신의 낮은 학력에 대한 열등감을 딸을 통해 만회하고 싶은 간절한 소망을 갖고 있는 사람이다. 가족력으로는 당시 4세이었던 참여자의 오빠가 희귀병을 앓다가 사망하였다. 경제적 생활 여건은 중하 정도라고 짐작할 수 있었다. 가족 모두의 종교는 기독교이다. 참여자의 가출 경력은 중학교 3학년부터 주말마다 가출을 시작하였으며, 고교 2학년 가을에는 약 50일 정도의 가출 기간이 있었다.

참여자가 출생하기 전에 그의 오빠가 희귀병으로 4세에 사망한 후에 태어난 외동딸로서 부모님의 사랑과 기대를 한 몸에 받으며 성장하였다. 따라서 참여자에 대한 부모의 기대가 컸던 동시에 본인 또한 부모의 기대를 채워야 한다는 은연중의 압박감과 부담감을 느끼면서 성장하였다. 그러나 사춘기에 접어들면서 부모의 기대에 부응할 수 없는 참여자 자신의 능력을 어렴풋이 느끼며 자신이 처한 답답한 상황에서 벗어나서 마음을 나누며 대화를 할 수 있는 사람을 찾으려고 노력하던 중에 남자친구를 사귀게 되어 가출하게 되었고 차츰 성관계로까지 발전하여 2차례의 낙태를 경험하게 되었다. 이로 인한 자책감과 죄책감 때문에 괴로워하며 돌파구를 찾다가 더더욱 방종에 빠지면서 성을 탐닉하게 되었고 자포자기한 상태로 심한 방황을 겪게 되었다.

"이 세상이 지식과 학벌이 없으면 아무것두 할 수 없는 세상이니까, 전 그게 아니까 ……. 대학이 도대체 뭔지 …… 하면서 답답한 거죠."

"대학을 나와야 이 세상에서 인정받잖아요? 그런데 대학가는 길은 나에겐 너무 머니까 …… 그게 제일 괴로운 거죠. 그걸 말씀드려야 하는데 그걸 못하는 거죠. 그런데 오빠(남자친구)는 그걸 이해 해 줘요. 이해를 해 주니까, 많이 통하니까, 편했어요."

마침내 참여자는 자신에게 대해서 끝까지 포기하지 않는 부모님의 관심과 사랑에 감동 받게 되면서 귀가하게 되었다. 동시에 학교의 담임선생님과 어머니가 연계되어서 참여자에게 설득, 충고, 회유를 하였다.

"내가 들어온 거는요, 부모님이 날 포기하지 않았다는 거예요. 한두 번도 아니고 …… 그게 4번이었거든요. 집에 안 들어온다는 말도 수없이 많았구 ……. 그런데 엄마가 포기를 안 했어요. 그래서 돌아온 거예요."

"결정적 계기는요, 엄마 눈물이예요, 눈물 흘리면서 목멘 소리로 그러니까, 저도 마음이 아프더라구요."

"사실 담임선생님 영향도 컸어요, 제게 많이 신경 써 주셨어요, 사실 2학년부터 3학년 지금까지 담임하시는데요, 사실 그렇게 제게 신경 써 주신 분이 없었거든요. 사실 저는 중학교 때도 언제나 혼자였고 공부도 못하니까 ……. 신경 써 주시니까, 실망시키면 안되잖아요. 사실 반 애가 50명이나 되는데 저한테 신경 써 주신다는 게 쉬운 일이 아니잖아요? 그런데 제게 신경 써 주시는 게 고마워서 돌아왔고 엄마도 닮인선생님에게 너무 고마워하시구요."

● **범주들**

범주 1 참여자는 **고통이 팽배함**을 느꼈다.

1) 참여자가 처한 환경에서 **벗어나고 싶었다.**

① 참여자의 대학진학을 바라는 부모의 기대에 부응해야 한다는 부담감(마음의 짐)을 느끼고 있었다.

② 남자친구를 사귀어 성관계로까지 발전한 사실에 죄책감과 압박감을 느끼고 있었다.

③ 참여자의 교육비 지출로 인해서 집안의 경제적 사정이 더욱 쪼들리게 되었다는 자책감을 느끼고 있었다.

④ 참여자는 실업계 고교에 진학하기를 원했지만 입학시험에 실패하였으므로 부모의 강요에 의해 어쩔 수 없이 다니고 싶지 않은 학교에 입학하여 다니게 되었다.

⑤ 참여자는 자신의 능력이 부족하였기 때문에 학생을 존중해 주지 않는 학교에 다니게 되었다고 자멸감을 느끼고 있었다.

2) 부모와 **통하지 않음**을 느끼고 답답해하고 있었다.

① 부모님은 참여자에게 집안일(경제적인 어려움)은 상관하
지 말고, 공부나 열심히 하라는 일방적인 의사소통 행태에
대해서 답답함을 느끼고 있었다.

② 참여자는 부모의 기대를 만족시킴에 있어서 자신의 학업
능력이 부족함을 표현하지 못했다.

③ 대학을 나와야 한다는 부모님의 생각과 참여자의 생각하
는 바가 다르므로 세대 차가 있음을 느끼고 있었다.

④ 참여자는 남자친구를 사귀고 있다는 사실에 대해서, 부모
님에게 터놓고 대화를 할 수 없었다.

⑤ 학교에서 느끼게 되는 암담함을 부모님에게 털어놓을 수
가 없었다.

3) **치밀어 오름**을 느끼고 있었다.

① 참여자는 경제력이 약한 아버지에게 원망스러운 마음이
들었기 때문에 신경질을 자주 부렸다.

② 참여자의 나태한 일상적 단면만을 보고 꾸짖는 아버지에
게 많은 상처를 받음으로 무척 속상하였다.

4) ① 참여자는 부모님의 이해, 인정, 위로를 **받고 싶었다.**

② 참여자 자신의 학습 능력으로는 어려웠지만 웅변을 특기
로 해서라도, **대학에 진학하고 싶어 했다.**

범주 2 참여자는 부정적인 상태로 젖어들며 **자기혼돈**을 느끼게
되었다.

1) 참여자는 **해방감**을 느꼈다.

① 남자친구와 대화가 통하니까 마음이 너무 후련해졌다.

② 남자친구와 음주, 흡연, 노래방 등을 다니면서 기분이 가벼워졌다.

③ 남자친구와 여러 번 성경험도 하였다.

2) 참여자는 한편으로 항상 **죄책감**을 갖고 있었다.

① 참여자의 학비 조달문제로 항상 부모님이 말다툼을 하시는 것이 항상 자신 때문이라고 미안했다.

② 남자친구와 성경험과 낙태 사실로 부모님에게 죄책감을 느끼고 있었다.

③ 남자친구를 사귀면서 이성을 탐닉하게 된 참여자 자신은 부모님에게 죄책감을 느끼고 있었다.

④ 부모님에게 짐만 되는 딸이라고 느끼고 있었다.

3) 참여자는 **고독감**을 느끼고 있었다.

① 자신의 능력이 부족하기 때문에 인격적 대우를 못 받는 학교에 들어오게 되었다는 자멸감에 대해서 어머니에게는 표현을 못하고 생활하였다. 따라서 참 여자의 마음을 알아주는 사람이 없어서 혼자 외로웠다.

② 대학진학은 하고 싶지만, 실력과 경제적 여건이 역부족인 상태에 처해 있어서 괴롭다는 생각을 누구에게도 말하지 못하고 있었다.

③ 부모님이 보고 싶었다.

4) 참여자는 암담함을 느끼고 **고립감**에 빠져있었다.

① 가정에서 부모님과 마음을 솔직하게 털어놓고 대화하지 못하여 답답함을 느끼고 항상 마음을 털어놓고 의지할 곳을 찾고 있었다.

② 참여자 자신의 뒷바라지로 인해서 경제적 어려움에 처한 부모님에 대한 자책감을 느끼고 있었지만 부모님은 참여자와 함께 집안의 경제적 사정을 얘기할 수 있는 기회를 주지 않았다.

③ 남자친구와 헤어지고 난 후에는, 참여자를 이해하며 대화해 줄 의지할 사람이 없었으므로 철저하게 혼자라는 허전하고 외로움을 느끼게 되었다.

④ 참여자는 자신이 공부를 못한다는 열등감으로 인하여 대인관계가 원만하지 않고 친구가 없었으므로 고립감을 느끼고 있었다.

5) 참여자는 두려움으로 **불안감**을 느끼고 있었다.

① 남자친구를 사귀어서 성경험과 낙태를 한 참여자에 대한 부모님의 태도에 대해서 불안감을 느끼고 있었다.

② 임신과 낙태로 인하여 남자친구에게 배신당하지 않을까 하는 불안감을 느끼고 있었다.

6) 가출 상태에서는 마음은 편했지만, 부모님이 걱정되었고 의식주가 불편하여 집에 들어가고도 싶은 **양가감정**을 느끼고 있었다.

7) 가출 생활이 길어짐에 따라 **소진감**을 경험하게 되었다.

① 가출 생활이 의식주가 불편하고 마음이 불편하여 심신이 너무 힘이 들었다.

② 너무 괴로워서 부모님에게 참여자를 포기하시라고 술 먹고 말을 하였다.

범주 3 참여자는 스스로 **깨닫기**를 시작하였다.

1) 참여자는 **독립적 사고하기**를 시작하였다.
   ① 내가 가는 길이 진정한 나의 길이며, 바로 주님의 뜻일 거
      라는 생각을 하게 되었다.
   ② 지금의 자신은 어떠한 사람인지를 생각해 보게 되었다.
   ③ 참여자 자신을 필요로 하고 또 참여자 자신이 필요로 하
      는 사람을 생각해 보게 되었다.
2) 참여자는 **자기굴레 벗어나기**가 시작되었다.
   ① 주위 사람들의 충고가 들리기 시작했다.
   ② 담임선생님의 관심이 고맙다고 생각되기 시작했다.
   ③ 부모님에게 짐만 되는 딸이라고 자책감을 갖고 복잡한 심
      정으로 괴로워하였지만, 쉽게 편하게 생각하기로 하였다.
   ④ 참여자 자신은 열등감으로 인해서 대인관계가 좋지 않았
      고 친구가 없었음을 알게 되었다.
3) 참여자는 **자기존재 드러내기**를 하게 되었다.
   ① 참여자 자신에 대한 주님의 뜻이 있을 것이므로 자신은
      주님의 뜻을 이루어야 할 사람이라고 생각하게 되었다.
   ② 참여자 자신이 생각한 대로 행동을 못하는 의지력이 부족
      한 사람이라는 자신의 단점을 알고 있었다.
4) 참여자는 부모님의 **소중함을 인식**하게 되었다.
   ① 참여자 자신을 믿어줄 사람은 오직 부모님이며, 자신이 믿
      는 사람도 역시 오직 부모님임을 느끼게 되었다.

범주 4 참여자는 **새로운 각오**를 하기에 이르렀다.

1) 참여자는 자신을 **돌아보기** 시작하였다.
   ① 참여자 자신은 어떤 모습이었는가를 생각하게 되었다.
   ② 참여자 자신은 그동안 과연 어떤 생각으로 어떻게 행동했
      는데, 착해졌다는 말을 듣는 걸까를 생각해 보기 시작하
      였다.
2) 참여자는 **현실을 직시하기** 시작하였다.
   ③ 부모님은 자식을 절대로 포기하지 않는 끝없는 사랑을 갖
      고 계신 분들임을 알게 되었다.
3) 참여자는 **긍정적으로 받아 들여 소중히 생각하기** 시작하였다.
   ① 끝없고 변함없는 사랑은 오직 부모님의 사랑임을 느끼게
      되었다.
   ② 어머니가 포기하지 않고 관심과 정성으로 참여자를 신뢰
      하며 지지해주시고 눈물 흘리며 회유하는 모성애에 감동
      을 느끼게 되었다.
   ③ 자신의 가출경험을 소중하게 생각하고 있다.
   ④ 가족의 사랑이 가장 소중하다고 생각하고 있다.
4) 참여자는 **자기강화하기**를 계속하며 생활한다.
   ① 어머니와 대화가 잘 되고 있으며 부모님에게 애교도 부리
      며 적응하려는 딸이 되었다.

범주 5 참여자는 **성숙된 자기**를 발견하게 되었다.

1) 참여자가 처한 상황에서 최선을 다 해보고자 하는 끈기와 인
   내심이 생겼음을 느끼고 **자신감**을 갖게 되었다.

2) 참여자는 **희망**을 갖고 있다.
  ① 참여자는 하나님의 뜻이 있고 하나님이 인도하시는 길을 가야 한다는 **희망적인 생각**을 하게 되었다.
  ② 남에게 인정받으며 성공한 모습을 보이려는 **목표를 갖게 되었다.**
3) 참여자는 **이타심**을 갖고 있다.
  ① 거리에서 방황하고 다니는 청소년을 보게 되면, 참여자 자신의 경험을 솔직히 말해주고 도움을 주어야 한다는 생각을 하고 있다.
4) 참여자는 **편안한 마음으로 생활**하고 있다.

범주 6 어머니, 담임선생님의 지지가 있었다.

1) 포기하지 않고 회유와 타협, 관심과 사랑, 정성, 믿음으로 지켜주는 **어머니**가 있었다.
2) **학교 담임선생님과 어머니의 연계**가 있었다.
3) 담임선생님께서 항상 참여자에게 **특별한 관심**을 가져주시고 참여자의 특기를 높이 **인정**해 주시며, 특기를 발휘할 수 있도록 길을 찾아주신다.

범주 7 참여자가 가출하게 된 주변환경이 있었다.

1) 참여자에게는 외동딸에게 큰 기대를 하는 부모님, 경제적인 문제로 부부 갈등에 처한 부모님, 불건강과 경제적 어려움이 겹쳐 침울한 분위기에 놓인 **가정환경**의 영향이 있었다.
2) 가출한 남자친구, 이성문제로 가출한 친구 등의 **또래환경**의

영향이 있었다.

3) 학생들에게 비인격적인 대우를 하여 자멸감을 느끼게 하며, 엄한 규율을 강요하는 **학교환경**이 있었다.

4) 학력과 지식을 중시하는 **사회적 환경**의 영향이 있었다.

참여자 7

참여자는 인문계 고등학교 2학년 여학생이다. 부모님이 이혼한 가정의 2녀 중 둘째 딸이었다. 현재 어머니와 대학교 1학년인 언니와 살고 있다. 어머니는 친할아버지 회사의 이사직을 맡고 있으며 경제 정도는 중상 내지 상하 정도이었다. 본인의 종교는 없다. 가출 경력은 고교 1학년 1학기 때 1~2주일가량 되었다고 하였다.

참여자는 명랑하며 호기심이 많고 다정다감한 성격의 소유자로서 친구와의 우정을 매우 중요하게 생각한다. 중학교에서는 잘 적응하고 생활하였으나, 고등학교에 진학하고 난 후에는 다니는 학교에 적응을 못하였다. 왜냐하면 아침저녁으로 자습할 것을 강요하며 공부만 하도록 하였고, 엄한 규율을 적용하려는 경직된 학교 분위기에 부담을 느끼기 시작하였으며, 친한 친구도 없었으므로 답답함을 느끼게 되었다고 하였다.

"저는 중학교 때는 학교 가기가 재미있고 친한 아이들이랑 놀러 다니고 아무 걱정이 없었거든요, 생각이 비슷한 아이들이랑 하고 싶은 거 하구요. 그러니까 …… 남자친구 얘기도 하구요, 거기서는 남녀 학생이 친하게 지내고 했거든요, 그래서 PC방에도 같이 가고 노래방, 영화도 같이 보러 가구요, 놀이공원에도 갔었어요. 그런데 고등학교에 오니까, 학교 다니기가 싫구요, 막 짜증이 나는 거예요, 아는 애들도 없구요, 그러니까 같이 놀 사람도 없고, 친한 애가 없는 거예요. 그리고 학교가 뭐랄까 …… 낯설고 학원 같았구요, 또 아침 일찍 일어나 학교에 와야 하니까, 일찍 일어나기도 싫었구요, 왜냐하면 아침부터 학교에서 자습을 시키니까요, 그러니까 말하자면 생활의 리듬이 안 맞는 거예요."

"선생님들은 지각 한번 하면 야단치고 궁지로 마구 몰고 …… 자꾸 그러니까, 부담이 되고 답답했었구요, 또 …… 똑같은 일상이 지겹게 반복이 되는 거예요."

또한 아버지와 이혼한 어머니는 자식들만 바라보고 살아간다며, 일방적인 강요와 잔소리, 그리고 간섭을 함으로 인해서 참여자는 심한 스트레스를 느끼고 있었다.

"우리 엄마는 너희가 잘 해야지, 그렇지 않으면 …… 엄마는 너희만 바라보고 산다고 하면서요, 또 잔소리를 하는 거예요."

"엄마가 공부해라 하면은 내가 다 해낼 줄 알아요, 우리 엄마는 글쎄 내가 천재인 줄 아나봐요."

따라서 참여자는 답답하고 부담스러운 상황에서 탈피하려는 마음으로 가출하였다. 참여자는 부모님의 사업으로 인해서 낮에는 집을 비우게 되어있는 친구의 집에서 생활하였다. 해방감에 젖어서 유흥가를 돌며 방종한 생활을 하다 보니까 습관화되었고 자포자기 상태로 접어들면서 더욱 학교에 흥미를 잃고 자퇴하려는 마음까지 갖게 되었다.

그러나 학교 선생님의 충고와 조언, 회유가 있었고 또한 담임선생님과 어머니와의 연계가 잘 이루어져서 지지를 받게 됨에 따라 참여자는 현실을 직시할 수 있게 되었고 가족의 소중함을 깨닫게 됨에 따라 귀가하게 되었다.

● **범주들**

범주 1 참여자는 **고통이 팽배함**을 느꼈다.

1) 참여자가 처해 있는 환경에서 **벗어나고 싶었다.**
   ① 중학교 때의 학교생활과는 전혀 다른 경직된 분위기의 고등학교에서는 적응 을 못 하였었다.
   ② 이혼한 상태로 자식만을 바라보고 살고 있다는 어머니로 인해서 스트레스를 느끼며 생활하고 있었다.
   ③ 아침부터 자습할 것을 강요하며 엄한 규율을 지킬 것을 강요하는 학교의 강압적인 분위기에 대해서 답답함과 권태로움을 느꼈기 때문에 학교를 벗어나고 싶었다.
2) 어머니와 대화가 **통하지 않음**을 느끼고 있었다.
   ① 어머니의 일방적인 의사결정 행태에 대해서 불만을 느끼고 있었다.

② 어머니는 참여자의 소질이나 능력에는 상관없이 일방적인 강요를 하였다.

③ 참여자는 어머니와 가치관의 차이를 느끼고 있었다.

④ 참여자의 어머니는 공부할 것만을 강요하며 친구들과 노는 것을 싫어하였다.

⑤ 괴로웠을 때 힘이 되어주었던 친구들에 대한 참여자의 진한 우정을 어머니는 이해 못했다.

3) 참여자는 **치밀어 오름**을 느꼈다.

① 어머니의 잔소리, 간섭, 일방적인 강요에 막 짜증이 났다.

② 학교에서는 참여자가 생각하기에 필요 없다고 생각되는 아침과 저녁자습을 강요하므로 미칠 것 같았다고 하였다.

③ 딸밖에 모르는 어머니의 이기심에 끓어오름을 느끼고 있었다.

4) 학교생활에서 벗어난 **방종하는 생활을 하고 싶어 했었다.**

범주 2 참여자는 차츰 **자기혼돈** 속에 빠지게 되었었다.

1) 참여자는 **해방감**을 만끽했다.

① 가출 직후에 무절제하고 무질서한 생활을 하며 편안함을 느꼈다.

② 어머니의 간섭과 잔소리, 그리고 학교에서의 구속감과 압박감에서 탈출하여 편안하고 재미있었으며 매우 좋은 기분이었다.

③ 굉장히 홀가분하고 날아갈 것 같은 가벼운 마음이 들었다.

2) 가벼운 **죄책감**을 갖게 되었다.

① 한편으로는 걱정하실 어머니에게 미안한 마음이 들었다.
3) 참여자는 **고독감**을 느끼게 되었다.
  ① 식구들과 얘기하며 식사를 하던 편안한 집과 맛있는 음식이 그리웠다.
4) 참여자는 **고립감**을 느끼기 시작하였다.
  ① 돈이 없고 배가 고픈 상태를 경험해 보니까 주위에 아무도 나에게 관심을 갖는 사람이 없음을 느끼며 허전함을 느끼게 되었다.
  ② 마치 가족도 없고 집도 없는 거지가 된 것 같은 생각이 들었다.
  ③ 밤늦게까지 거리를 다니며 호프집에 가서 술 먹고 담배를 피워도 누구 하나 관심을 가져주는 사람이 없었다.
5) 참여자는 **불안감**이 느껴지기 시작했다.
  ① 신세를 지고 있는 친구의 눈치가 보이기 시작하였다.
  ② 어머니가 참여자를 찾는 전화를 수시로 하니까 친구에게 귀찮게 하는 것 같아서 미안한 생각 때문에 마음이 편하지가 않았으며 막연하게 마음이 산란하며 불안한 느낌이 들었다.
6) 참여자는 **양가감정을** 느끼기 시작했다.
  ① 의식주가 힘들고 불편하니까 집에 들어가고 싶었지만 한편으로는 답답한 집으로 또 들어가기가 정말 싫었다고 하였다.
  ② 참여자 자신이 마음대로 할 수 있는 편한 집이 그리웠지만, 강요만 하는 어머니를 생각하니까 짜증이 났다.

7) 참여자는 **소진감**을 느끼게 되었다.

   ① 신세지고 있는 친구에게 더욱 눈치가 보이고 마음과 몸이 편하지 않으니까, 자꾸 우울해짐을 느끼게 되었다.

   ② 모든 일에 의욕이 없어졌다고 하였다.

   ③ 아무 생각도 할 수 없었다.

8) 모든 것이 참여자 자신에게는 필요 없는 것이라는 **허무감**이 느껴졌다.

범주 3 참여자는 스스로 **깨닫기**를 시작하였다.

1) **독립적 사고**를 하게 되었다.

   ① 교복입고 학교에 다니며 공부하였던 참여자 자신을 되찾고 싶은 마음을 갖게 되었다.

   ② 참여자 자신을 생각해 보는 사람이 되었다.

2) 참여자는 **자기굴레 벗어나기**를 하고 있었다.

   ① 어머니와 선생님의 충고가 들리기 시작했다.

   ② 참여자 자신만을 생각했다고 느꼈다.

3) **자기존재 드러내기**가 시작되었다.

   ① 나는 전문직을 갖고 독립해서 살아가는 여성이 되고 싶다는 생각이 들었다.

   ② 내 꿈을 키우려면 대학진학을 해야 한다고 생각했다.

   ③ 나는 내가 어려웠을 때 지지해 주었던 친구의 우정을 잊지 않는 의리를 지키는 사람이라고 생각했다.

4) 자신에게 **소중한 것을 인식**하게 되었다.

   ① 대학진학을 위해서 당장 참여자 자신에게는 학교의 내신

성적이 매우 중요하다고 생각하게 되었다.

② 참여자 자신의 꿈을 키워 줄 수 있는 가족과 집이 소중하다고 느끼게 되었다.

범주 4 참여자는 **새로운 각오하기**를 시작하였다.

1) 가출해서 학교 안 가고 공부 안 했던 것을 **돌이켜 생각해 보니까** 정말 후회가 되었다.

2) 참여자는 **현실을 직시**할 수 있게 되었다.

① 집을 나가면 의식주가 불편하고 힘들다는 것을 알게 되었고, 자신의 집이 가장 편한 곳이라는 것도 느끼게 되었다.

② 취직하기 어려운 세상을 살아가려면 학교공부를 열심히 하여 실력을 갖춰야 됨을 알게 되었다.

3) 평소의 선생님 말씀을 **긍정적으로 받아들이는 마음**을 갖게 되었다.

4) **소중히 생각**하게 되었다.

① 많은 것을 생각하게 된 자신의 경험은 소중한 것이라고 생각하고 있다.

② 참여자 자신이 어려울 때 도와주었던 친구의 우정을 소중하게 생각하게 되었다.

5) 참여자 자신이 **자기강화하기**를 시작하였다.

① 열심히 공부하기로 결심했다.

② 학교생활이 즐겁게 느껴지도록 친구도 많이 사귀기로 하였다.

③ 일상에 잘 적응하는 사람이 되려고 노력하게 되었다.

범주 5 성숙된 자기가 되었다.

1) 참여자는 자유롭게 자신이 하고 싶은 일은 하면서 살려는 독립심을 갖게 되었다.
2) 자신의 확고한 장래 희망을 갖게 되었다.
3) 사회에 봉사하며 사는 사람이 되겠다는 생각을 하고 있다.
4) 생활이 즐겁고 기분 좋은 편안함을 느끼고 있다.

범주 6 어머니, 담임선생님, 친구의 지지가 있었다.

1) 담임선생님과 어머니의 연계로 충고와 관심, 지지를 받았다.
2) 어머니의 회유와 타협이 있었다.
3) 어머니는 친구들에게 수소문해서 참여자를 찾아다니는 관심과 사랑이 있었다.
4) 집에 그만 들어가라는 친구의 충고가 있었다.
5) 참여자가 어렵고 힘들어 할 때 옆에서 도움을 주고 지켜주었던 친구의 우정이 지지가 되었다.
6) 담임선생님은 참여자에게 마음 잡았으니까 공부 열심히 하라고 수시로 격려해 주신다.
7) 어머니는 간섭을 줄이시고 참여자에게 자신의 일을 스스로 알아서 잘하라며 믿어 주시기 때문에 오히려 책임감을 느끼고 있다.

범주 7 참여자가 가출하게 된 주변환경이 있었다.

1) 참여자는 부모가 이혼한 가정환경으로, 자녀에게 모든 것을 기대하고 보상받으려는 심리를 갖고 살아가는 어머니의 영향

을 받고 있었다.

2) 규율이 엄하며 학생들에 대해서 몰이해한 **학교환경**의 영향을 받고 있었다.

3) 방임형 가정의 **또래친구**가 있었다.

범주 8 사회적 무관심이 심하였다.

1) 유흥가에서 배회하며 방종을 일삼았으나 누구 한 사람 관심을 갖고 충고해 주는 사람은 없었던 **지역사회 환경**이 있었다.

참여자 8

참여자는 17세의 인문계 고교 1학년 여학생이다. 애정지향적이며 단순하고 다소 저돌적인 성격의 소유자이다. 부모님은 고등학교 졸업의 학력으로써 아버지는 전자 제품상이며 어머니는 중소기업체의 기능직 회사원이다. 1남 1녀의 가정에서 참여자의 오빠는 재수를 하며 대학진학을 준비하고 있다. 가족 모두의 종교는 기독교이다. 가출 경력은 고교 1학년 때, 5월과 6월에 각 10일 정도의 기간이었다.

참여자는 권위적이고 매우 위압적인 아버지에게서 스트레스를 받으며 생활하고 있던 중에 사소한 일로 인하여 충동적으로 가출을 하였다. 그리고 곧 바로 평소에 사귀고 있었던 학교를 자퇴하고 가출해서 아르바이트를 하며 생활하고 있는 또래 남자친구의 자취방으로 가서 함께 살며 성관계에까지 이르게 되었다. 그리고 방종한 생활로 해방감을 만끽하며 생활하였다.

"저희 아빠는요, 굉장히 꼼꼼해서 아빠 생각대로 우리가 안 하면 야단을 많이 치세요. 그게 적응이 안됐어요, 사실은 그게 저는 불만이에요."

"그래가지구요 억울하고 화도 치밀고 하니까 또 자취하고 있는 남자친구도 있고 하니까 그냥 우발적으로 욱하고 나가 버린 거예요. 돈도 없이 나갔어요. 그때."

"남자친구랑 같이 노래방에도 가구요. 호프집에 가서 술도 마시고 담배도 피우고 그러다가 개랑 성관계도 하구요. 정말 자유로워서 되게 좋았어요, 아무 생각도 없이 …… 집에 있을 땐 시험 걱정이 있었거든요. 사실은 저는 전교에서 거의 꼴등이었거든요."

핸드폰에 기록되어 있었던 전화번호로 추적을 하여서 찾아 온 아버지와 오빠에게 이끌리어 강제로 귀가하게 되었다. 그리고 가족의 회유와 타협이 있었다. 동시에 재가출을 염려한 가족의 심한 감시가 참여자에게 매우 큰 스트레스로 작용하였기 때문에 답답함에서 벗어나고자 재가출을 하게 되었다.

"마음잡고 공부하라고 엄마가요, 목걸이, 반지, 옷, MP3, 그런 거 사주시면서 잘 해줬어요. 그런데 그 와중에도 제가 남자친구와 또 연락을 할까 봐서 식구들이 무지하게 스트레스를 주는 거예요. 그러니까 답답하고 미칠 것 같은 거예요"

다시 남자친구의 자취방으로 갔다. 그때 남자친구는 자신의 집안 문제로 자포자기 상태에 있다가 끝내는 자살하겠다는 말을 참여자에게 하였다. 참여자는 남자친구에 대한 연민으로 동반자살을 제의하였다. 그리고 남자친구의 고향으로 내려가서 평소에 약물남용에 빠져있던 남자친구가 갖고 있었던 100알 정도의 수면제를 나누어 먹고 동반자살을 꾀하게 되었다.

"남자친구가 갖고 있던 수면제 한 …… 100알쯤 됐었나 봐요, 그걸 둘이서 반씩 나누어 먹고 같이 죽자고 했죠, 그 애는요 평소에 불면증이 있었거든요, 그래서 매일 수면제 2알 정도 먹고 잤었어요."

"그러고 났더니, 힘이 쭉 빠지는 걸 느끼겠더라구요, 손발이 차츰 마비가 되어오는 거예요, 그리고 비틀거려지더라구요. 그러구 토했어요, 그때는 짝(학교 친구)이 생각났어요. 먼저 가출했을 때 개랑 친했거든요, 이런 게 바로 죽는 거구나 싶었어요. 몸이 마비가 돼 오고요, 꼬집어도 감각도 없어지더라구요, 손이 아주 파랗고 …… 그러니까 굉장히 무섭더라구요, 그런데 글쎄 잠은 안 오는 거예요, 그냥 고통스럽기만 한 거예요. 혀도 마비가 되고요, 인제는 정말로 죽는구나, 진짜로 죽는구나 했죠. 그러구 잠힐까봐 불안해서 그랬는지 벽에서 헛것이 막 나와서 나를 잡으려구 하는 것 같더라구요."

동반자살에 실패하고 난 후에 둘이는 죽지 않고 살아났으니까 돈 벌면서 열심히 살자고 다짐하며 친지의 소개로 일자리를 갖게 되었다.

116

"저녁 8시쯤이었어요, 그때부터 다음날 5시까지 잤던 거예요. 눈을 딱 뜨고 보니까 굉장히 배가 고프더라구요. 사실 2일을 꼬박 굶은 상태였거든요. 그래서 걔가요 우리 죽지 않았으니까 …… 이왕 이렇게 됐으니까 …… 우리 돈 벌면서 열심히 살자고 하는 거예요."

이때 친지의 충고와 회유가 있었다. 그러던 중에 아버지와 오빠가 찾아와서 다시 귀가하게 되었다. 한때는 학교 친구들과 선생님들의 부정적인 시선을 느끼고 있었기 때문에 전학을 생각하고 있었다고 하였다. 그러나 지금은 앞으로의 계획도 세워 놓았고 미래를 위한 희망도 갖고 있으며 긍정적인 사고를 하면서 적응하여 생활하고 있다.

"인제는요, 저는 교복입고 있는 남녀 학생들을 보면요, 건전하게 사귀어라! 괜찮은 친구를 사귀어라! 하고 말하고 싶어요."

"저는요 실업계로 전학 가서 전문대 진학해서요, 취직해서 돈 벌어서, 돈을 모아 가지고 장사를 할 꺼예요, 열심히 살 꺼예요."

● **범주들**

범주 1 참여자는 **고통이 팽배함**을 느끼게 되었다.

1) 참여자가 처한 환경에서 **벗어나고 싶었다.**

① 학교성적이 극히 부진한 상태로 의기소침한 학교생활을 하고 있었다.

② 위압적이고 권위적인 아버지에게 불만을 갖고 있었다.

③ 부모님의 잔소리와 간섭에 의해 스트레스를 받고 있었다.

④ 1차 귀가 후 가족의 심한 감시로 스트레스를 받고 있었다.

2) **치밀어 오름**을 느끼게 되었다.

① 마음의 정리를 하려 하였으나 억울하고 화가 났었다.

② 욱하는 마음에 충동적 가출을 하였다.

③ 식구가 다그치며 몰아세우면 매우 짜증이 났었다.

④ 식구들이 남자친구를 만나지 못하도록 참여자를 감시하였으므로 더욱 답답하고 미칠 것만 같았다고 하였다.

⑤ 어머니가 피곤해서 신경질을 내시면 참여자는 매우 짜증이 났다.

3) 부모님과 **통하지 않음**을 느끼게 되었다.

① 부모님은 공부할 것을 강요하였지만 참여자는 공부에는 취미가 없었고 다른 일을 해서 돈벌고 성공하면 된다는 가치관의 차이를 갖고 있었다.

② 식구가 주말에 모여도 각자의 방에서 쉬고 있기만 하지, 가족 간의 대화가 없었다.

4) 참여자는 호기심을 **채우고 싶었다.**

① 이성에 대한 강한 호기심이 있었다.

② 행복한 결혼생활을 하고 싶었다.

③ 참여자는 **애정지향적 성격**인 데 비하여 가족 간의 따뜻한 정을 나누는 대화가 없었다.

범주 2 참여자는 가출하여 탈선함으로써 **자기혼돈**에 빠져들기 시작하였다.

1) 참여자는 **자유로움**을 만끽하였다.
   ① 남자친구와 유흥가를 전전하며 방종한 생활에 젖고 굉장히 자유로워서 날아갈 것 같은 기분이었다.
   ② 시험걱정을 하지 않아도 되니까 살 것만 같았다.
   ③ 이성과의 성관계에 **탐닉**하였다.
2) 참여자는 **죄책감**을 갖고 있었다.
   ① 탈선에 대한 죄책감으로 괴로운 마음 때문에 아무 생각도 하지 않으려고 노력했다.
   ② 걱정하실 부모님에게 미안하고 죄송하다는 느낌을 갖게 되었다.
3) 참여자는 **고독감**을 느꼈다.
   ① 가장 친했던 친구 생각을 하며 보고싶다는 생각을 하였다.
4) 참여자는 **고립감**을 느끼기 시작하였다.
   ① 낮에는 혼자 있었으므로 심심해서 공원, 노래방, 호프집을 배회하며 소일하였다.
   ② 아무리 늦게 다니며 유흥가를 전전했어도 누구 하나 관심을 보이지 않았다.
5) 참여자는 서서히 **불안감**이 느껴지기 시작하였다.
   ① 식구들에게 잡힐 것 같아서 매우 안절부절하고 있었다.
   ② 동반 자살하려고 수면제를 먹고 난 후에 매우 두렵고 고통스러웠음을 느끼게 되었다.
   ③ 여러 가지 생각으로 막막하고 착잡한 심정이었다.

6) 참여자는 **양가감정**을 느끼게 되었다.

① 집을 벗어나니까 매우 자유롭고 좋았었지만 부모님에게 미안하고 죄송한 마음도 있었다.

② 아버지에게 억울하다는 생각도 있었지만 미안하기도 한 마음이었다.

7) 참여자는 **소진감**을 느끼게 되었다.

① 가출 기간이 길어질수록 의식주가 집처럼 편하지 않았기 때문에, 심신이 무척 힘이 들었다.

8) 결국 자신은 이렇게 해서 죽게 되는구나 하는 **허무감**이 엄습해 옴을 느꼈다.

범주 3 참여자는 스스로 깨닫기를 시작했다.

1) 참여자는 **독립적 사고하기**가 시작되었다.

① 참여자 자신이 어떻게 무엇을 하며 살아갈 것인가를 생각하게 되었다.

2) 참여자는 비로소 **자기굴레 벗어나기**가 시작되었다.

① 부모님은 참여자 자신이 어렸을 때 기대를 많이 하였지만 자신은 기대를 만족시키지 못해서 괴로웠다.

② 이제는 열등감에서 벗어나서 여러 사람들과 만남을 갖고 얘기하고 싶다는 마음이 들게 되었다.

③ 자신보다 남을 더 이해하게 되었다.

3) 참여자는 **자기존재 드러내기**가 있었다.

① 참여자 자신은 공부하기보다는 실업계로 전학해서 빨리 사회로 나가 돈을 버는 장사를 하는 것이 자신에게 가장

알맞은 일이라고 생각하였다.

② 참여자는 디자인에 적성이 맞는 사람으로서 사회에 나가
면 그 일을 잘 할 수 있다고 생각하였다.

③ 참여자 자신은 일본어에도 적성을 갖고 있어서 공부하면
사회에서 잘 하게 될 것이라고 생각하였다.

④ 자신은 남자친구를 진실로 사랑하고 있다고 생각되었다.

4) 죽지 않고 살았으니까 **나의 삶을 소중히 생각**하고 열심히 돈
벌면서 살자고 생각을 하였다.

범주 4 참여자는 **새로운 각오하기**가 시작되었다.

1) 자신을 **돌아보기** 시작하였다.

① 자신이 너무 무모했다는 생각을 하게 되었다.

② 자신은 남을 이해하려는 마음이 전혀 없었다고 생각하였다.

③ 자신은 철이 없는 사춘기를 겪었다고 생각하였다.

2) 참여자는 **현실 직시하기**가 시작되었다.

① 돈 버는 일이 너무 힘든 것임을 알게 되었다.

3) 자신이 처한 상황을 **긍정적으로 받아들이고** 있다.

① 참여자 자신은 학교를 졸업하면 곧 떳떳하게 사랑하는 남
자친구와 결혼해서 열심히 돈 벌며 살 것이라는 생각을
하고 있었다.

② 친구들과 선생님의 전학하여 자신의 능력과 소질에 맞는
진로를 찾아 사회로 진출하려 하였다.

4) 자신의 가출과 자살 경험으로 인해서 모든 일이 무섭지 않게
되었고 열심히 살아야겠다는 확고한 생각을 갖게 되었기 때

문에 자신의 경험을 **소중히 생각하기**로 하였다.

5) **자기강화하기**를 하며 생활하고 있다.

① 살아났으므로 열심히 살아야겠다는 **의지가 생겼다.**

범주 5 참여자는 **성숙된 자기**가 되었다고 생각하였다.

1) **자존감**을 갖고 있다.

① 자신은 힘든 일을 다 겪었으므로 아무리 어려운 상황에
처해도 무엇이든 다 해낼 수 있다는 **자신감**이 생겼다.

② 남들이 경험하지 못한 것을 특별히 경험하였다는 **뿌듯한
느낌**을 갖게 되었다.

2) 참여자 자신의 개성과 특기를 살려서 공부하여 대학진학도 하
고 사회진출도 한다는 **미래의 꿈**을 갖게 되었다.

3) 자신의 경험을 얘기하며 충고해 줌으로써 방황하고 있는 **남을
도와주고 싶다는 마음**을 갖게 되었다.

4) 마음이 **안정되고 편안한** 상태이다.

범주 6 부모님, 친구, 친지, 담임선생님과 부모님의 **연계된 지지**
가 힘이 되었다.

1) 부모님의 끊임없는 **관심과 사랑**이 있었다.

2) 가족의 **회유와 타협**이 있었다.

3) **남자친구의 지지**로 인해서 윤락가로 **빠지지** 않았다고 생각한
다고 하였다.

4) **부모님과 담임선생님이 상담**을 하신 이후로 담임선생님의 관
심과 격려가 항상 있기 때문에 큰 힘이 되고 있다.

5) 취직을 알선해 주며 참여자 자신을 돌아 볼 기회를 주었던 **친지의 지지**가 있었다.

범주 7 참여자가 가출하게 된 **주변환경**이 있었다.

1) 위압적이고 권위적인 아버지, 체벌을 가하는 아버지, 가족 간의 대화가 없는 **가정환경**에 속에 있었다.
2) 약물 남용하는 또래 남자친구, 가정적인 문제로 고민하고 절망하는 또래 남자친구, 가출하여 자취하고 있는 남자친구, 학교를 자퇴한 또래 남자친구, 자살 충동을 느끼는 친구 등의 **또래친구 환경**이 있었다.
3) 부진한 학업성적 때문에 열등감을 갖고 위축된 상태에서 학교생활을 할 수 없는 **경직된 학교환경**이 있었다.

참여자 9

참여자는 18세의 인문계 고교 2학년 여학생이다. 주관이 뚜렷하고 의지력이 강한 성격이다. 참여자가 6살 때 부모님이 이혼하였다. 현재 참여자의 가족은 꽃 농원을 경영하는 아버지와 계모, 그리고 고교를 자퇴하고 생업에 뛰어든 20살의 오빠가 있고 초등학교 5학년의 여동생이 있다. 본인의 종교는 기독교이다. 가출 경력은 중학교 3학년 겨울 방학 때 1달 정도의 기간이었다.

참여자는 고정관념이 심하고 폐쇄적이며 강압적인 아버지에게 불만을 느끼며 생활하고 있었다. 따라서 답답한 상황에서 탈피해 보려고 가출하여 친구 집을 전전하며 생활하였다.

"우리 아빠는요, 우리들을 집안에만 잡아둘려고 해요, 밖으로 나가면 무조건 나쁜 짓하는 걸로 알아요. 밖에 나가서 우리가 술도 먹고 그런 줄 알아요. 하여튼, 무조건 우리가 하는 일에 대해서 부정적이시고, 이해를 하지 못해요. 우리 나이에 놀고 싶기도 하잖아요, 그러니깐, 답답하고 …… 이해를 못해 주니깐요."

"이런 답답한 집에서 내가 없어지면 될 것 같다. 그러니까 이런 답답한 집에서 사느니, 차라리 나가서 편하게 살자, 마음껏 놀자, 친구네 집에서 …… 그래서 나가려고 하니까, 제 머리를 자르고요, 손도 묶고 …… 아빠가요, 나가지 말라고요. 우리 아빠는요, 대화를 할 수 있는 타입이 아니에요."

가출하여 무척 편하고 좋은 기분이었지만, 한편으로는 뭔가 막연히 이상하고 어색하고 불안하였다.

"무척 편하고 좋았지만 그래도 뭔가 이상하고 어색하고 그랬어요."

또한 밖에서의 생활이 신세지고 있는 친구의 눈치가 보이고 불편하였기 때문에 집에 들어가고도 싶은 양가감정을 느끼면서 1주일을 보내고 나니까 집에 들어가기가 어색한 상태가 되었다.

"슬슬 친구에게 신세지는 게 미안해지더라구요, 그래서 여러 친구들 집을 옮겨 다녔죠, 그리고 한편으로는 아빠가 힘들

124

텐데 하면서 아빠에게 미안한 마음도 생기구요."

이러한 마음을 알게 된 친구가 집에 들어가라고 충고하며 참여자
의 아버지에게 전화연락을 하였고, 참여자의 오빠도 그래도 집이
가장 편한 곳이라며 집에 들어 올 것을 회유하였으므로 귀가하게
되었다.

"친구가 아빠에게 전화를 했어요, 제가 집에 들어가고 싶어
하는데 야단 맞을까봐 무서워서 못 들어간다구요, 그리고 친
구가 충고를 해 주더라구요, 길어지면 더 힘들어 질 거라구
요, 그래서 용기를 얻었구요."
"오빠도 집에 들어오라고 했고요, 오빠가 집이 그래도 제일
편하다, 그리고 가족이 최고다 하고 얘기해 주었거든요. 왜냐
하면 우리 오빠도 집을 나갔다 온 적이 있거든요, 아빠를 이해
못 해서요. 우리 오빠는요, 나하고요, 친구처럼 지내거든요."

참여자는 체육 선생님을 역할 모델로 삼아서 확고한 장래의 꿈을
갖고, 기쁜 마음으로 열심히 노력하며 보람 있는 생활을 하고 있다.

"중학교 때, 체육 선생님을 보면서 느끼는 게 있었거든요,
저는 기초 체력이 되니까요, 그래서 목표가 있어요. 합기도
단 따서 대학 가려구요. 합기도 도장에 열심히 가구요. 학원
에도 열심히 나가요. 그러니까, 저는 요즘 재미있게 살아요.
즐겁고 보람도 느껴요. 역시 목표가 있어야 돼요. 그러면 재
미를 느낄 수 있거든요. 목표가 있는 게 그게 제일 좋은 거

같애요. 그러니까, 자기가 스스로 깨닫는 게 최고예요. 그리고 가족이 역시 힘을 줘요."

● 범주들

범주 1 참여자는 **고통이 팽배함**을 느꼈다.

1) 참여자는 **벗어나고 싶었다.**
   ① 억압하고 간섭하는 아버지에게서 벗어나고 싶었다.
2) 참여자는 **통하지 않음**을 느꼈다.
   ① 자녀교육에 있어서 극히 폐쇄적인 아버지에게 답답함을 느꼈다.
   ② 고정관념이 심한 아버지에게 심한 스트레스를 받고 있었다.
   ③ 몰이해한 아버지에게서 답답함을 느끼고 있었다.
   ④ 부정적인 편견에 쌓여있는 아버지에게서 답답함을 느끼며 스트레스를 받고 있었다.
3) 차라리 집을 나가서 편히 살자 하는 **치밀어 오름**을 느꼈다.
4) 해보고 싶은 것 실컷 **하고 싶었다.**
   ① 마음껏 방종해 보고 싶었다.

범주 2 참여자는 탈선으로 인한 부정적인 심리에 젖어들며 **자기 혼돈**을 경험하고 있었다.

1) 방종한 생활에 젖어서 **해방감**을 만끽하였다.
   ① 참여자는 아무도 없는 밤길에서 친구들이랑 놀면, '왕'이 된 기분이 들었으며 자신감이 솟구쳤다고 하였다.

2) 가벼운 **죄책감**을 느끼게 되었다.

　① 힘드신 아버지에게 미안한 생각이 들었다.

3) **고독감**을 느끼게 되었다.

　① 참여자는 할아버지, 할머니, 아버지, 오빠 식구 모두가 생각
　　이 나며 그리움이 느껴지기도 하여 착잡한 생각이 들었다.

　② 아침에 눈을 뜨면 잠자리가 바뀌져 있었으므로 집이 그립
　　다는 마음이 간절히 느껴졌고 서글퍼지기도 하여 눈물을
　　흘리기도 하였다.

4) 이상하고 어색하며 걱정도 되었고 초조함을 느끼게 하는 **불안
감**을 갖게 되었다.

5) 의식주의 문제로 신세지고 있던 친구의 눈치가 보여서 귀가할
까도 생각해 보았지만 심한 아버지의 꾸중이 겁이 났기 때문
에 **양가감정**을 느끼기도 하였다.

6) **소진감**을 경험하게 되었다.

　① 신세지고 있는 친구의 눈치가 보이고 의식주가 불편하여
　　초라함을 느끼게 되었다.

　② 의식주가 눈치 보이고 힘들어서 가출 기간이 길어질수록
　　심신이 피곤하고 지친 상태가 되었다.

범주 3 참여자는 스스로 **깨닫기**가 시작되었다.

1) 내가 스스로 느끼는 것이 중요하다라는 **독립적 사고**를 하게
되었다.

2) **자기굴레 벗어나기**가 시작되었다.

　① 가출도 해 보았고, 이로 인해서 아버지에게 심한 꾸중도

겪어 보아서 이제는 무서운 것이 별로 없으며 나쁜 길로 빠지지 않았으므로 참여자는 당당함이 느꼈다.

3) **자기존재 드러내기**가 시작되었다.

① 비록 참여자 자신은 중학교 때(어릴 때) 집이 답답해서 가출경험을 해 보았다지만 고교 2학년이나 3학년 때 가출한다는 것은 부끄러운 일이라고 생각하고 있었다.

② 참여자는 자신이 체육 선생님이 된다면, 멋있는 선생님이 될 것이라고 생각하게 있었다.

4) 집이 역시 편한 곳이며 **소중하게** 느꼈다.

범주 4 참여자는 **새로운 각오하기**가 시작되었다.

1) 자신을 **돌아보기** 시작하였다.

① 참여자 자신은 어렸다고 느끼고 있었다.

2) 역시 집을 나가면 몸과 마음이 고생이었고 그래도 우리 집이 가장 편하다는 **현실직시**를 하게 되었다.

3) 자식을 걱정하는 아버지를 충분히 이해해 드려야 한다고 아버지의 마음을 **긍정적으로 받아들이게** 되었다.

4) 참여자는 **소중히 생각하게** 되었다.

① 아버지와 오빠가 참여자에게 소중한 힘이 되고 있었음을 느꼈다.

② 참여자의 경험은 자신의 인생에서 매우 좋은 경험이며 추억이 될 것이기 때문에 느꼈던 점을 잘 간직하고 살아 갈 것이라고 하였다.

5) 참여자는 **자기강화하기**를 하며 생활하게 되었다.

① 학교에 잘 다니고 있으며 주어진 환경에 조금씩 적응하려고 참여자 나름의 최선의 노력을 하고 있다.

범주 5 참여자는 성숙된 자기가 되었다.

1) 참여자 자신이 나쁜 행동을 하지 않았고 떳떳하기 때문에 부모님이 자신을 믿어 주리라는 **자신감**으로 꽉 차있다.
2) 대학진학을 하여 체육 선생님이 되겠다는 확고한 **목표와 희망을 갖고 생활**하고 있다.
3) 만약에 가출하려는 친구가 있다면 자신의 생생한 경험을 말해주고 이겨 나가도록 충고해 주며 **도와줄 마음의 준비가 되어 있다**고 하였다.
4) 즐겁게 살고, 보람도 느끼며 생활하고 있으므로 **마음이 매우 편안함**을 느끼고 있다.

범주 6 가족, 친구, 담임선생님의 지지가 있었다.

1) 아버지 나름대로의 방식으로 끊임없는 사랑과 관심을 주시는 **아버지의 사랑**이 지지가 되었다.
2) 먼저 가출 경험을 하였던 **오빠의 관심**, 설득, 충고가 지지가 되었다.
3) **또래친구의 공감**, 이해, 격려, 충고, 의사소통 매개자, 그리고 의리를 보여준 **친구의 우정**이 지지가 되었다.
4) 가출했었던 참여자를 부정적인 시선으로 보셨던 담임선생님이, 이제는 참여자의 마음을 **이해하고 격려해 주셔서** 오히려 더 큰 힘이 되고 있음을 느꼈다.

범주 7 참여자가 가출하게 된 **주변환경**이 있었다.

1) 부모의 이혼과 경제적 어려움이 있었다. 참여자가 답답해서
   치밀어 오름을 느낄 정도의 폐쇄적이고 고정관념에 젖어 몰
   이해하며, 음주 후에는 자신의 스트레스를 자녀에게 신체적
   학대로 푸는 아버지를 둔 **가정환경**에 참여자가 처해 있었다.
2) 방임형의 부유한 가정에서 생활하고 있는 **또래친구 환경**이 있
   었다.

3. 가출 청소년의 회귀과정에 관한 실체이론 구축

가출 청소년들이었던 총 9명 연구 참여자들의 경험들을 확인하고
여기에 나타난 문제들을 해결하기 위하여 행위/상호작용 전략, 결
과 등에 초점을 맞추어 첫째, 가출 청소년의 회귀과정, 즉 자아발견
하기에 관한 이론적 틀을 서술하였다. 둘째, 가출 청소년의 회귀과
정: 자아발견하기에 관해서 전반적으로 서술하였다. 셋째, 핵심범주
인 "자아발견하기"를 중심으로 5단계의 하위범주들의 관계를 연결
하여 가출 청소년이 회귀과정을 서술하였다. 넷째, 가출 청소년의
회귀과정의 결과유형에 대하여 서술하였다.

1) 가출 청소년의 회귀과정: 자아발견하기에 관한 이론적 틀

연구 참여자 9명의 심층면담과 참여관찰한 자료를 통합·분석한 결과, 가출 청소년의 자아발견하기에 관한 이론적 틀은 〈그림 1〉과 같다.

핵심범주는 **'자아발견하기'**이며, 가출 청소년의 회귀과정은 곧, 자아발견하기에서 비롯되는 진정한 의미의 귀가과정으로써, 그 구체적인 단계는 **미망기**(迷妄期), **미명기**(未明期), **사고의 반전기**(思考의 反轉期), **성찰기**(省察期), **자아정체감 확립기**(自我正體感 確立期) 등 5단계의 과정을 거치는 회귀현상으로 다음과 같이 분석하여 구축하였다.

〈그림 1〉은 핵심범주인 자아발견하기의 개념을 Y좌표에 두고 '자아발견하기의 정도'를 개념적으로 나타내기 위하여 +와 −로 표시하였다. 즉, 화살표로써 진행하고 있음을 의미하는 +의 영역은 자아가 발견된 긍정적 자아의 상황을 뜻하며, 동시에 그 정도를 나타내었다. −로 표시된 영역은 자아가 발견되기 전의 부정적 자아의 상황을 뜻하며, 또한 그 정도를 의미한다. 그리고 X좌표는 화살표로 표시하여서 시간이 진행하고 있음을 뜻하고 있다. 따라서 X와 Y가 만나는 점으로 형성되는 Z선 또한 화살표로 표시하여 계속적으로 발전되어 나아가는 일 방향성의 자아성숙선을 나타낸 것이다. 자아성숙선상에서의 쌍방 화살표는 진정한 회귀가 이루어지지 않은 상태의 재가출을 의미한다. 그리고 X선과 Z선이 이루어내는 부분은 자아성숙의 양을 나타내고 있는 것이다.

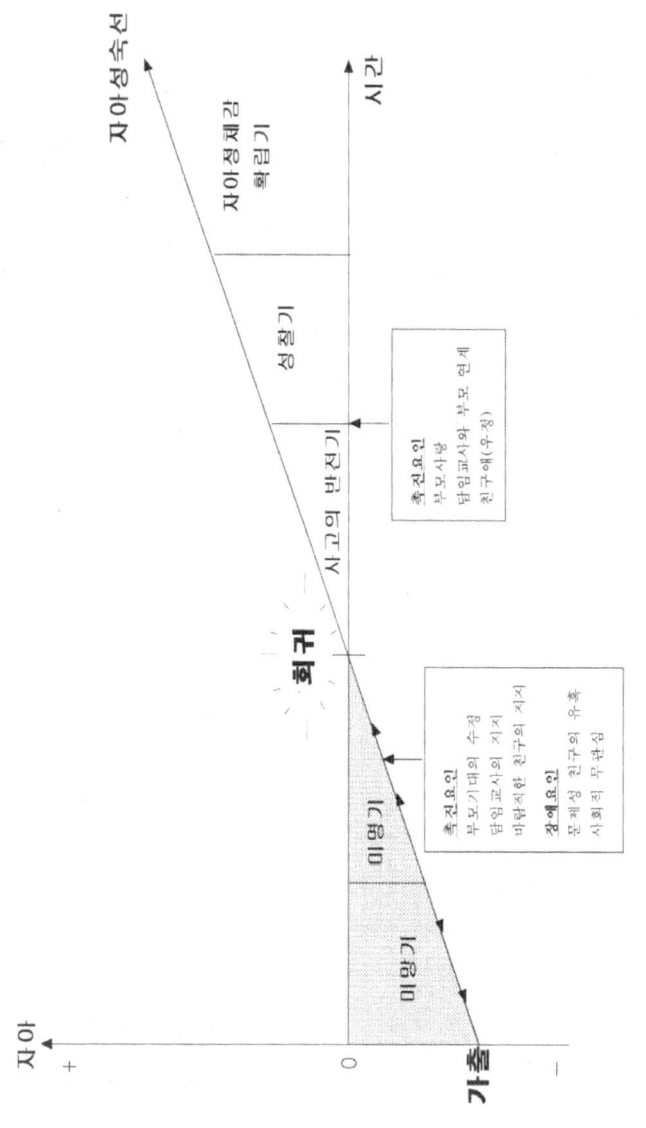

<그림 1> 가출 청소년의 회귀과정 : 자아발견하기

미망기는 참여자의 가출을 돌출시키는 가장 직접적인 계기(원인)가 되는 시기이다. 고통이 팽배되어 있고 감정이 극도로 치밀어 오르는 시기로써 **사리에 어두운 미망속에서** 마음의 갈피를 못 잡고 좌충우돌하며 분출구를 찾아서 헤매는 현상을 나타내었다.

이 시기의 하위범주는 ① 벗어나고 싶음, ② 통하지 않음, ③ 치밀어 오름, ④ 채우고 싶음 등이 있었으며 그 강도는 극에 달한 상태이다.

깨달음의 밝은 세계가 펼쳐지기 전의 어두컴컴한 **미명기**는 일상의 궤도를 이탈하여 **가출을 함으로써 자기혼돈의 상태에 빠져서 괴로워하며 고통받는 현상**을 표현하고 있다.

이 시기는 사회 심리적 반응의 하위범주로 ① 일탈의 해방감, ② 죄책감, ③ 고독감, ④ 고립감, ⑤ 불안감, ⑥ 양가감정, ⑦ 소진감, ⑧ 허무감이 있으며 가출 기간이 길어질수록 해방감을 제외하고는 그 강도는 매우 심해진다.

미망기와 미명기의 중간 기간에는 가출 청소년의 개인적인 성향과 사회 문화적인 맥락이 막대한 영향을 미치며 가출 현상을 가속화시키고 있다. 그리고 미망기와 미명기가 수시로 상호회환하고 있는 양상을 쌍방 화살표로써 나타내었다.

또한 미명기에서 사고의 반전기로 이르는 시기에는, 회귀현상을 긍정적으로 진행시키는 **부모 기대의 수정**이 있었고, **담임교사와 바람직한 친구의 지지**가 있었음을 나타내었다. 그러나 반면에, 회귀현상을 부정적인 역방향으로 진행시켜서 재가출로 이끄는, **문제성 있는 친구의 유혹과 사회적 무관심**을 나타내었다. 따라서 이 시기에 있어서도 쌍방 화살표로써 상호회환하고 있는 양상을 나타내었다. 즉, 재가출 현상을 의미하는 것이다.

드디어 **밝은 자아의 세계를 활짝 열어주는 사고의 반전기**가 도래한다. 이 시기의 문에 들어서면서 참여자는 **스스로 깨달아 사고**하는 긍정적 대처행위를 하는 것이다. 이 시기는 어둠 속에서 방황하고 있었던 자아를 발견하는 **주체성**을 찾기 시작하면서 자기이해를 하게 된다.

이 시기의 하위범주로는 ① 독립적 사고의 시작, ② 자기굴레 벗어나기, ③ 자기존재 드러내기, ④ 자신과 자신에게 속한 모든 것에 대한 소중함을 인식하기 등이 있었다. 이러한 속성의 강도가 강할수록 회귀현상은 **빠르고 확실하게** 진행된다.

뒤를 이은 **성찰기**에서는 자기수용이 이루어지면서 자아의 **일관성** 지속을 위한 긍정적 대처행위로써 **굳은 의지의 각오하기**를 하게 된다.

이 시기의 하위범주로는 ① 뒤돌아보기, ② 현실 직시하기, ③ 긍정적으로 받아들이기, ④ 소중히 생각하기, ⑤ 자기강화하기 등이 있었다. 이러한 속성들은 자아에 대해서 과거, 현재, 미래의 연속성을 인식하고 자신을 일관성 있게 지속적으로 지켜나가기 위한 노력과 다짐으로써 그 빈도와 강도는 모든 참여자들에게 매우 높게 나타나고 있었다.

그리고 **사고의 반전기에서 성찰기로 이르는 시기**에는, 사회적 지지요소가 회귀현상을 가속화하는 데 강한 영향을 미치고 있다. 즉, 부모의 관심과 회유, 타협, 충고 등에서부터 **부모가 참여자들을 신뢰하고 개성을 인정하고 존중하는 높은 차원의 사랑**으로 그 강도가 매우 강해졌으며, 친구의 조언과 충고 수준의 지지가 **친구애**(우정)로 역시 높은 강도로 진행되었다. 또한 담임선생님의 충고와 관심, 조언, 회유와 같은 지지는 **담임교사와 부모의 연계**로써 매우 높은 정도의 사회적인 지지로 발전되었음을 나타내었다.

결과적으로 이와 같은 사회적 지지요인들은 가출 초반에 모두 낮은 강도에서 시작하여, 점차로 높은 강도로 작용하여서 가출 청소년의 회귀에 매우 강한 영향을 미쳤음을 확연하게 알 수 있다.

그 결과, 마침내 활짝 열린 **자아정체감 확립기**의 문으로 들어선다. 이 시기의 자아는 사회적 차원의 **관계성의** 속성을 인식하고 포함함으로써 **성숙된 자아가 크게 정립**(挺立)된다.

하위범주로는 ① 자존감 획득, ② 희망의 획득, ③ 이타심 획득, ④ 평온함 획득 등이 있다. 이러한 속성들의 강도는 지속적으로 참여자 모두에게서 높은 수준을 유지하고 있다.

그리하여 가출 이전보다 자아가 한 차원 확장·발전되고 승화되어 정립(挺立)된 밝고 평온한 자아의 세계는 **앞으로 점점 크게 성장하여 나아가게 될 것**이라는 가능성을 나타내 주고 있다.

2) 가출 청소년의 회귀과정: 자아발견하기

본 연구에서 가출 청소년의 회귀과정을 나타내는 핵심범주는 '자아발견하기'로 파악되었다.

이러한 중심현상에 영향을 미치는 인과적 조건을 이루는 범주는 '사리에 어두움'이었고, 맥락적 조건을 이루는 범주로는 '개인적 성향', '몰이해한 부모', '불량한 또래친구', '경직된 학교', '소비 · 향락적인 사회', 'TV 문화' 등으로 나타났으며 중재적 조건에 속하는 범주는 '부모 기대의 수정', '담임교사의 지지', '바람직한 친구의 지지', '문제성 친구의 유혹', '사회적 무관심', '부모 사랑', '담임교사와 부모의 연계', '친구애(우정)' 등으로 나타났다.

그리고 자아발견하기를 위한 행위/상호작용 전략으로는 '스스로 깨달아 사고하여 주체성 찾기', '자아 일관성 지속을 위해 각오하기' 등의 대처전략들이 포함되어 있었다.

또한 결과로는 '사회적 관계성을 인식하는 성숙된 자아'로 나타났다.

참여자들은 공부하기만을 종용하며 잔소리와 간섭을 끊이지 않는 부모에게서 매우 강한 정도로 벗어나고 싶었다. 부모가 일방적인 생각만을 내세우며 참여자들에게 몰이해하게 대했고 세대차를 느끼게 함으로써 대화가 통하지 않아서 매우 강도 높은 답답함을 느꼈다.

부모는 참여자들의 개성과 특성을 무시하고 강압적이고 억압적으로 대함으로써 극도의 치밀어 오름을 느낌과 함께 평소 소비 · 향락적인 사회의 영향으로 유혹을 받아서 경험해보고 싶던 마음을 한껏 채우고 싶어 하였다.

"집에서는요, 엄마 아빠가 보수적이시거든요. 저희 세대상 특이잖아요. 제가요, 귀걸이하고 머리에 염색하고 옷 같은 것도 쫄바지 입구요, 이런 거 싫어하시거든요, 저는 그런 게 돼 ─게 싫었어요. 자꾸 뭐라고 말하니까 …… 무지하게 짜증났거든요."

연구 참여자들은 집을 떠나서 갈망하는 바를 채우고자 하는 외부 지향적 성격이었고, 남들에 비해서 유난히 호기심이 많고 자유분방한 성격이었으며, 충동적이며 호탕한 성격이었고, 애정지향적인 '개인적 성향'이 있었음을 알 수 있었다.

"아빠와 오빠가 진작에 마음을 나에게 ……, 관심이 있었다는 걸 표현했더라면, 내가 이렇게까지 안했을 텐데 ……."

또한 부모는 자신들의 일방적인 생각만을 내세우며 세대 차를 느끼게 하였고, 참여자들의 개성과 특성을 무시하고 그들을 대했던 '몰이해한 부모'가 있었음을 파악할 수 있었다.

"우리 아빠는요, 우리들을 집안에만 잡아두려고 해요, 밖으로 나가면요, 무조건 나쁜 짓 하는 걸로 알아요, 밖에 나가서 우리가 술도 먹고 …… 그런 줄 알아요."

참여자들 주변에는 '불량한 또래친구'가 있었음을 볼 수 있었다.

"애들이 학교 들어오자마자 ……, 자퇴하고, 땡땡이 치고, 학교 다니기 싫어하고 놀자고 꼬시는 거예요."

또한 지식 위주, 입시 위주 그리고 창의성과 탐구적인 교육풍토 보다는 획일적인 교육풍토 등의 '경직된 학교'가 작용하고 있었다.

"선생님은 지각 한번 하면은 야단치고, 궁지로 마구 몰고 …… 자꾸 그러니까, 부담이 되는 거예요, 또 ……, 똑같은 일상이 지겹게! 반복이 되는 거예요."

"학교라는 게, 틀에 박혀있는 거잖아요, 일단!! 들어오면 못 나가는 거예요, 교문도 잠그구요 ……, 감옥이라구 할 수 있잖아요? 수업도 안 들어가면요 혼나구, 막구 …… "

그리고 참여자들에게는 '소비 지향적, 퇴폐·향락적 사회 문화적 환경요인'이 작용하고 있었던 것을 여실히 볼 수 있었다.

"노량진 쪽에 가면요, PC방, 게임방, 만화방, 호프집 같은 게 많으니깐요 ……"

이와 같이 여러 가지 갈등과 갈망하는 마음이 복잡하게 뒤얽혀서 고통이 강하게 팽배된 상태이었다. 따라서 참여자들은 마음이 산란하여 갈피를 못 잡고 좌충우돌하며 분출구를 찾아 헤매는 즉 '사리에 어두움'의 상태이었다.

가출 청소년들은 자신이 처해 있는 상황 안에서 여러 가지 고통이 뒤섞여 팽배되어 마음이 산란하고 갈피를 못 잡으며 좌충우돌하던 끝에 '욱' 하고 치밀어 오르는 극한의 심리상태에 놓이게 됨으로써 제대로 사리를 분별하기 어려운 상태가 되어 일단 충동적이고 무계획적인 가출을 하였다. 이러한 현상은 참여자 9명 모두에게서 매우 강한 정도로 나타나고 있다.

"어느 날은요, 과를 선택하는 문제로, 아빠께서는 제가 고집을 부리고 아빠 말씀대로 안한다며 빰을 여러 대 때리시는 거예요. 그러니까, 눈에서 불이 나고 불끈 치밀어 오르는 거예요 …… 미치겠더라구요 …… 그냥!, 확!! …… 죽고 싶기도 했구요 …… 그래서 있는 돈 다 가지고, 그대로 집을 나왔죠, 뭐!"

가출 상태에 들어서면서부터 참여자는 모두 짓눌렸던 심리적 상태에서 벗어난 일탈의 해방감을 강하게 만끽한다. 그러나 참여자 8명이 해방감을 느낀 기간은 가출 직후부터 단지 3~4일 동안이었다고 진술하였으므로 이러한 해방감은 일시적이었음을 알 수 있다. 참여자들은 일시적인 해방감으로부터 가출 기간이 길어짐에 따라서 차츰 무절제하며 방종한 생활에 젖어들었고 더욱 그 정도가 극에 달하여 탐닉의 수준에까지 다다르게 된다. 참여자들 중에서 일단 탐닉의 상태에 깊이 빠져들게 되면 가출 기간에 직접적이고 큰 영향을 미쳐서 장기적인 가출을 초래하는 것으로 나타났다.

"우선 공부해라! TV 보지 마라! 오락하지 마라! 같은 잔소리 안 들으니까, 자유롭고, 간섭받지 않으니까, 또 하고 싶은 거 하니까, 정말로 좋더라구요 …… 정말! 후—려—언 하더라구요. 저—엉—말이지 낳아갈 것 같더라구요."

이와 같이 가출하여 자기혼돈의 소용돌이에 깊이 휘말려 들어가서 허우적거리며 죄책감, 고독감, 고립감, 불안감, 양가감정 등의 여러 가지 사회 심리적 반응을 체험하는 현상에까지 이르고 보니까 결국 심신에 아무것도 남는 것이 없다는 강한 소진감과 아무것도 아니었다는 강한 허무감을 뼈저리게 느끼며 방황의 벼랑 끝에 서게 된다.

이러한 사회 심리적 현상은 참여자 9명 모두에게서 나타났다.

"처음엔 술 먹고 막 담배 피우고, 그런 게 되게 좋았거든요, 그런데 그런 거 많이 하니까, 힘이 들고 몸이 안 따라 주더라구요. 맨날 술 3병 정도 …… 그것도 소주루요 마시니까, 속도 안 좋아지구요, 성관계도 많이 했어요, 저는 어릴 때니까, 모르고 그냥 기분 좋으니까 …… 하루에 4번도 했어요, 아무튼 밥 먹고 그게 일과였으니까요."

"하고 싶었던 거 다 해보고 나니까, 어른 되면 다 할 수 있는 것인데 …… 별것이 아니구나! 커서 다 하는 건데! 하는 생각이 드는 거예요."

이때 부모는 가출한 참여자들을 찾아 나서서 강제로 집에 데려다 놓고서는 높은 빈도로 설득하며 매우 강압적이고 일방적인 방법으로 회유하려고 노력하였으나, 대부분의 참여자들은 재가출 현상이 계속되었다.

따라서 부모가 울면서 애원하고 설득하였으며 좋아하는 물건을 사주고 회유하면서, 한편으로는 참여자들의 능력에 맞게 현실적인 수준으로 낮추어 타협하는 '부모 기대를 수정함'으로써 회귀과정에 긍정적인 촉진요인으로 작용되었다.

"엄마가 일단 좋아하더라구요. 제가 공부는 안 하더라두요, 제가 좋아하는 운동하구, 학교에 꼬박꼬박 나가니깐요. 예전 엔 진-짜! 학교 안 나갔거든요."

이러한 요인은 시간이 지남에 따라서 차츰 '부모 사랑'으로 차원이 높아짐으로써 참여자들에게 강력한 촉진요인으로 영향하고 있었다.

또한 참여자에게 무관심 혹은 심한 꾸중과 억압으로 대했던 '담임교사'는 설득과 회유, 조언으로 참여자를 지지해 주었고, 성실하고 '바람직한 친구'의 충고가 많은 영향으로 강하게 작용하여 긍정적인 방향으로 이끌어 회귀를 촉진한 것으로 나타났다.

이러한 요인 역시 더 높은 차원의 '담임교사와 부모의 연계' 그리고 '친구애(우정)'로 발전하여 매우 강한 촉진요인으로 작용하였던 것으로 나타났다.

"사실, 나가서 제일 걱정된 게 학교였어요. 저는 학교에서 짤린 줄 알았거든요. 출석 일수가 안 되면 자동 퇴학되는데요, 방학이었고 …… 선생님이 잘 봐 주셔서요 ……."

반면에 이혼가정 또는 그 외에 복잡한 가정문제 등 여러 가지 문제 속에 처해있는 '문제성 친구의 유혹'을 받거나, 냉랭한 '사회적 무관심'의 영향이 참여자에게 강하게 작용할 경우에는 장애요인으로써 부정적인 방향으로 진행되어 재가출 현상을 초래하였다.

이어서 첫 번째 대처전략으로써, 스스로 깨달아 사고하여 자기이해를 하게 됨으로써, 핵심범주인 '자아발견하기'의 속성인 **주체성**을 찾기 시작하였다. 즉, '나는 누구인가?', '어떤 사람인가?'라는 독립적 사고를 시작하면서 지금까지 살아오는 동안 형성되었던 자기굴레에서 벗어나서 사고하며 자기존재를 찾으려는 동시에 자신이 소중한 것을 인식하게 된다.

이와 같이 참여자 9명 모두가 매우 극적인 사고의 반전을 경험하게 된다. 즉, 참여자의 오감이 밝은 세상을 향해서 활짝 열리면서 여지껏과는 판이하게 다른 세상이 참여자에게 다가왔던 것이다.

이것은 바로 **주체성** 찾기의 서막이며 곧 **자아발견하기**의 시작인 것이다.

이때에는 여학생이 남학생보다 더 짧은 순간에 더욱 극적으로 사고의 반전을 경험하였던 것으로 나타났다.

이러한 예는 다음과 같이 생생하게 표현된 참여자의 진술로 확인할 수 있었다.

"아르바이트를 조금 했어요, 피자집에서 써빙하는 거요. 1 시간에 2천 원 주거든요, 엄청 힘들더라구요. 그때 비로소 아빠를 생각하게 됐죠. 돈 버는 게 이렇게 힘든 거구나, 그런데 아빠는 우리에게 말 한마디 없었는데 나는 그것도 생각 못하구 아빠랑 말 한마디 따뜻하게 안하고 …… 이렇게 지금까지 키웠는데 …… 아빠도 사람이니까, 사람은 감정이란 게 있으니깐 때론 화도 내고 기분도 나쁠 수 있고 미웁기도 하고 …… 그렇게 할 수 있는 건데 내 생각만 하구, 그게 싫어서 아빠를 미워했구나 싶은 생각이 들었어요."

"그러고부터는, 그만 집에 들어가라는 친구들의 충고가 제 귀에 들어오기 시작하더라구요."

그리하여 참여자들은 마침내 스스로 주체적으로 사고하기 시작하게 되며, 지금까지 성장해 오면서 형성되었던 자기굴레를 탁 깨고 벗어 던지면서, 참여자들 모두는 빈도가 높게 '나는' 하며 자기존재를 드러내기 시작하였고, 동시에 지금까지 알고 있지 못했던 그들 자신에게 소중한 것들에 관한 인식을 새롭게 하게 되는 자아발견 및 자기이해가 이루어졌다.

"내가 왜 이러고 있지? 하는 생각이 갑자기 들더라구요. 어! 나는 이러면 안 되는데! 친구들이 한다고 나까지 따라 할 필요는 없어! 하고 생각하게 된 거죠"

"그때 많이 깨달았죠, 내가 이러면 안 되겠구나! 여지껏 나만 생각했었구나 …… 내가 잘못했었구나! 하는 생각이 들었죠."

"우리 집이 그래도 제-일 편하다! 그리구 엄마, 아빠, 우리 가족이 역-시 최고다! 하는 생각이 들었어요."

두 번째 대처전략으로써, '자아 일관성 지속을 위해 각오하기'가 있었다.

즉, 과거로부터 현재에 이르기까지 자신의 삶에 대해 마음을 돌이켜서 뒤돌아보며 자신을 살펴보고 곰곰이 생각하고 반성하게 된다. 따라서 참여자 자신이 처해 있는 현실을 직시하게 됨으로써 '나는 어디에 있는가?', '어디로 향하고 있는가?'에 대한 물음을 자신에게 던지기 시작한다. 계속해서 '나에게는 무엇이 가장 중요한가?', '나의 장·단점은 무엇인가?', '내가 할 수 있는 일은 무엇인가?'에 대한 질문이 이어지면서, 참여자 자신이 처한 상황과 현실을 긍정적으로 받아들이고 자기 자신을 비롯하여 자신에게 속한 모든 것을 소중하게 생각하는 **통합적 주체로서 자아**에 대한 자기수용을 하게 된다.

"갖고 나갔던 돈 다 떨어지니까, 세상살이가 만만치 않더라구요, 세상살이가 참 어렵고 무서운 거더라구요. 그러니까 …… 돈 없으면 안 되니까, 앞으로 내가 무얼 하고 돈을 어떻게 벌어서, 뭘 먹고 살아야 되는가? 하고 생각하게 되더라구요.."

"나는 전문직을 갖고 독립해서 살아가는 여성이 되고 싶다는 생각을 하게 되었어요. 저는 웹 디자인 같은 거 좋아하구요, 또 일본어도 공부하면 잘 할 수 있을 거예요, 왜냐하면 취미가 있었거든요."

그러나 발견된 긍정적 자아는 초기에는 아직 불안정한 상태에 놓여 있었다.

그러므로 자아를 일관성 있게 지속시켜서 안정된 자아로 정립(挺立)하여 나아가기 위해서 9명의 참여자 모두는 높은 빈도로 계속 기도하였고 마음을 단단히 먹고 다짐하며 자신이 처한 상황을 긍정적으로 받아들여 해낼 작정으로 굳은 의지를 갖고 각오하기가 나타났다.

이로써 본 연구의 핵심범주인 '자아발견하기'의 또 다른 속성인 **일관성**을 포함하였던 것이다.

"요즘에 저는요, 매일 기도를 열심히 해요, 고등학교 졸업을 잘 할 수 있게 해 달라구요."

차츰 시간이 경과함에 따라 핵심범주인 '자아발견하기'의 속성으로 나타난 주체성과 일관성이 겹쳐지면서 주체성은 더욱 정립(挺立)되어 성숙한 자아로 되어 가고 있었다. 따라서 참여자들 9명 모두가 매우 높은 정도의 뿌듯한 자긍심과 충만한 자기애로써 자존감이 크고 높이 자리잡게 되고, 활기찬 의욕을 느끼며 자신감을 갖고 목표를 세우고 가슴에 한 아름 희망을 끌어안게 된다.

"지금 저는요, 예전보다 많이 달라졌어요, 제가 공부를 해 본 적이 없었는데, 고2 때 2학기부터 해 보자! 하구 공부하니까, 성적이 평균 20점이 올랐어요, 그러니까, 30등 안에 들어요. 잘 어울리구요, 사람들 좋아하게 됐구요, 웬만큼 말하면

"잘 믿고 따르고 미워하는 감정이 사라졌어요. 그러니까 부정적인 감정이 많이 사라졌어요. 이제는 활발하고 자기표현 잘하는 아이라고 선생님이 말씀해 주세요."

"그리구 …… 2학년 말부터 다이어트도 했어요. 아무래도 사람들하고 어울려야 되니까 …… 아무래도 사람들이 예쁜 거 좋아하잖아요? 외모에 신경 쓰게 되니까, 다이어트를 하게 된 거죠."

더욱이 참여자 9명 모두는 자신의 소중한 체험을 바탕으로 하여 자신만을 생각하는 사람이 아니라 남을 이롭게 하려는 이타심을 갖고 남과 더불어 살아가려는 가치 있는 사람으로써의 사회적인 **관계성**이 나타남으로써 핵심범주인 '자아발견하기'의 또 하나의 속성을 이루는 것으로 나타났다.

"인제는요, 저는요, 교복입고 눈물 흘리면서 거리를 걷고 있는 내 또래 남녀 학생들을 보면요, 건전하게 사귀어라! 괜찮은 친구를 사귀어라! 하고 제 경험을 말해주면서 도와주고 싶어요."

이렇게 하여 마침내, 9명의 참여자 모두는 심신이 매우 높은 정도로 평온함을 획득한 성숙된 자아의 모습으로 분명하게 정립(挺立)하게 된다.

"이젠, 나도 모르게 웃음이 나구요, 지금은 정말로 편안하구 행복해요, 친구 만나는 거, 공부하는 환경 바쳐주는 거 …… 그런게요."

"지금은 제가 저를 보아도 얼굴이 순해졌다고 생각해요, 그땐 사람들이 다 저를 무서워하더라구요, 저는 절—대로 인상 쓴 게 아니었거든요. 그때 사진을 보면, 내가 봐도 인상이 너무 더러운 거예요."

이와 같이 핵심범주인 '자아발견하기'는 시간이 경과함에 따라서 주체성에 일관성의 속성이 겹쳐지고 또한 관계성의 속성이 합쳐지면서, **자아가 한층 확장·발전되어서 한 차원 승화된 성숙한 자아로 재창조되는 것이다.**

3) 가출 청소년의 회귀과정

본 연구에서 총 9명의 연구 참여자들의 경험에 관한 심층면담과 참여관찰을 통해 수집한 자료에 대해서 패러다임 모형을 이용하여 통합·분석한 결과를 기초로 형성한 가출 청소년의 회귀과정은 다음과 같이 나타났다.

즉, 가출 청소년의 회귀과정은 결국 자아를 발견해 나가는 과정이었다. 가출 청소년의 회귀과정의 핵심범주인 '자아발견하기'를 중심으로 하위범주들을 연결하여 구축한 회귀과정의 구체적 단계는 **미망기**(迷妄期), **미명기**(未明期), **사고의 반전기**(思考의 反轉期), **성찰기**(省察期), **자아정체감 확립기**(自我正體感 確立期) 등의 5단계로 이루어진다.

다음은 가출 청소년의 회귀과정에서의 핵심범주인 '자아발견하기'의 5단계와 그 단계에 나타나는 하위범주들, 그에 따른 특성이나 차원, 대처전략, 결과 등을 차례대로 기술하였다.

(1) 미망기(迷妄期)

미망기는 가출 청소년들의 자아가 사리를 분별하기 어려운 시기이다. 즉, 참여자들의 가출 현상의 원인들이 복합적으로 뒤섞여 작용하여 갈망과 치밀어 오름의 심정으로 인해 고통이 고도로 팽배되어 마음이 극도로 산란하여서 갈피를 못 잡고 좌충우돌하며 분출구를 찾아 헤매는 현상이 나타나는 시기이다. 즉, 충동적으로 가출하게 되는 원인들이 뒤섞여 사리에 어두운 때이다.

이 시기의 참여자들 9명 모두가 그들의 강한 개성에 대해서 억압적이고 공부만 하기를 일방적으로 종용하며 세대 차를 느끼게 하는 강압적이고 몰이해한 부모와 대화가 통하지 않고 답답하여서 빨리 벗어나고 싶었다. 부모의 심한 간섭과 잔소리로 인해서 차츰 스트레스가 쌓여서 치밀어 올랐다. 평소에 사회적인 분위기로 인한 유혹을 받아서 갖고 있었던 호기심을 마음껏 채우고 방종하고 싶음 등의 갈망과 갈등으로 뒤얽혀 고통이 극도로 팽배된 상태에서 '욱'하는 심정을 폭발하여 가출을 촉발하는 단계이다. 따라서 충동적이며 무계획적으로 가출을 하게 되는 상태이다.

평소에 몹시 갈망하고 있었던 심정에 대해서, 다음과 같이 참여자 모두가 강하고 생생한 진술을 하였다.

"제가 아빠 말씀대로 안하고 고집을 부린다며 빰을 여러 대 때리시는 거예요. 그러니까, 눈에서 확! 불이 나고 불끈 치밀어 오르는 거예요. 미치겠더라구요 …… 그냥!, 칵!! …… 죽고 싶기도 했구요 …… 그래서 있는 돈 다 가지고, 그대로 집을 나왔죠, 뭐!"

이 시기에서는 가출 청소년의 개인적 성향과 그들이 처한 사회 문화적 맥락이 강하게 영향을 미치게 되어 가출 현상을 가속화하는 것으로 나타났다.

즉 가출 청소년들이 집을 떠나서 갈망하는 바를 채우고자 하는 매우 호탕하고 외향적인 성향과 남들에 비해서 호기심이 유난히 많고 그 정도가 심한 개인적 요소가 작용하고 있었다. 이러한 특성은 여학생보다 남학생에게서 현저하게 나타나고 있었다.

동시에 몰이해한 부모에 대한 불만과 부적응 등 가정에서 밀어내는 힘이 있었다. 이러한 힘은 남·녀 학생 구분 없이 모든 참여자들에게 매우 강한 영향을 미치고 있는 것으로 나타났다.

"엄마가 공부해라 하면은 내가 다 해낼 줄 알아요, 우리 엄마는 글쎄! 내가 천재인 줄 아나봐요."

"사실 공부 잘해서 좋은 대학 가서, 좋은 사람 만나서, 좋은 데로 시집가서 잘 사는 거, 그리구 부모님 말씀에 순종하는 착한 딸이 바로 효도하는 거라는 걸 알면서도 못하니깐, 속상한 거예요, 그게 더 힘든 거예요."

또한 입시 위주의 교육풍토, 지식 위주의 주입식 교육, 시험성적에 의한 단편적인 평가, 인간적인 교제가 어려운 대형학급, 획일적인 교육풍토에 시달리는 경직된 학교 분위기와 불량한 또래친구의 유혹이 있는 환경이 있었다. 역시 남·녀 학생 구분 없이 모든 참여자에게 매우 강한 영향을 미치고 있는 것을 알 수 있었다.

"학교에서요, 선생님은 지각 한번 하면은 야단치고 궁지로 마구 몰고 …… 자꾸 그러니까, 부담이 되고 답답했었구요, 그러구 또—똑같은 일상이 지겹게 반복이 되는 거예요."

더구나 현대사회는 성산업이 특히 발달된 퇴폐·향락적이고 소비지향적인 유해환경으로써, 사회적 가치관의 혼란, 건전한 청소년 문화의 부재, 권위주의와 신세대 문화 간의 갈등, 유흥업소의 취업광고에 쉽게 접하게 되는 사회와 모방성, 범죄성, 폭력성, 허영심, 유행의 동경 등의 문제점을 나타내고 있는 매스컴의 역기능적 영향으로 인한 끌어당기는 힘 등이 작용하고 있다. 이 또한 남·녀 학생 모두에게 강한 힘으로 작용하고 있음을 볼 수 있었다.

"남자친구랑 같이 노래방에도 가구요, 호프집에 가서 술도 마시고, 담배도 피우고, 그러다가 그 애랑 성관계도 하구요."

"이 세상이 지식과 학벌이 없으면, 아무것두 할 수 없는 세상이니까, 전 그게 아니까 …… 대학이 도대체! 뭔지 …… 하면서 답답한 거죠."

이와 같이 여러 가지 요소가 복합적인 요인으로 매우 강하게 작용함으로 청소년들의 가출 현상이 촉발되는 시기인 것이다.

(2) 미명기(未明期)

미명기는 가출 행동으로 인하여 일탈의 해방감, 죄책감, 고독감, 고립감, 불안감, 양가감정, 소진감, 허무감 등의 단계적인 심리 사회적 반응을 경험하는 자기혼돈 상태의 시기이다. 즉, 여러 가지 체험적 반향으로 인해 겪게 되는 자기혼돈 상태의 소용돌이에 깊이 휘말려 허우적대는 때이다. 그리고 갈망하던 새로운 삶이 일단 한번 실현되었으나 계속되지 못하고 다시 어두운 삶으로 빨리 변환하는 것으로 나타났다.

여러 가지 감정이 뒤섞인 혼돈 상태에서 처음으로 나타났던 사회 심리적 반응으로는 짜릿하고 날아갈 것 같은 홀가분한 일탈의 해방감이었다. 그러나 이러한 해방감은 일시적이었다.

이에 대해서 참여자 모두가 흥분 어린 어조로 매우 강하게 다음과 같이 표현하고 있었다. 이때의 기간은 대부분의 참여자가 가출 직후부터 3~4일 정도였었다고 진술하였다.

이러한 일시적인 해방감은 시간이 지남에 따라서 차츰 방종에 젖어들게 되었으며 그 정도가 극에 달하면서 탐닉 상태로 치달아가게 되었던 것으로 나타났다. 그리고 일단 탐닉 상태에 깊이 빠져들게 되면 가출 기간에 큰 영향을 미침으로써 장기적인 가출 현상의 직접적인 원인이 되는 것으로 나타났다.

"노량진 쪽에 가면 PC방, 게임방, 만화방 같은 게 많으니깐요, 낮에는 거기서 간섭 안받고 오락도 실─컷 하면서 시간 보내고요, 싼 여인숙에서 잤어요. 식당에 들어가서 사 먹었구요, 옷은 입은 거 한 벌만 갖고 나갔거든요, 돈이 있으니깐 빨래는 빨래방에 가서 했어요."

"우선 공부해라! TV 보지 마라! 오락하지 마라!와 같은 잔소리 안 들으니까, 자유롭고, 간섭받지 않으니까, 또 하고 싶은 거 하니까, 정말로 좋더라구요 …… 정말! 후─려─언 …… 하더라구요. 저─엉─말이지 날아갈 것 같더라구요"

다음은 참여자 9명 모두에게서, 초기에는 약한 정도의 미안함으로부터 시작되어 시간이 갈수록 강한 미안함이 나타났으며, 그 강도가 더욱 강해짐에 따라서 죄책감이 자리잡게 되었음을 발견할 수 있었다. 이는 지금까지 참여자가 살아왔던 사회 문화적 맥락이 배경이 되어 형성되었던 가치관 또는 보편적 인생행로에서 이탈됨으로써 느끼게 된 사회 심리적 반응인 것으로 사려된다. 이러한 현상은 참여자의 개인차가 있었으나, 대부분 가출해서 3~4일 정도가 지나면 부모님과 가족에게 미안하고 죄송하다는 마음이 생겼다고 진술하고 있었다.

"처음에는 무척 편하고 좋았지만, 그래도 뭔가 이상하고 어색하고 그랬어요. 그러니까 …… 처음에는 괜히 불안하더라구요. 그래서 아무 생각하지 않으려고 괜히 막 돌아다녔죠. PC방, 호프집, 게임방, 노래방 …… 뭐, 그런 데죠."

"장사하시느라고 힘들게 고생하시는 부모님에게 허스럽기도 하고, 또 부모님이 안타깝다는 생각도 조금씩 하게 되더라 구요."

또한 참여자 9명 모두 부모님 생각, 누나생각, 식구들과 대화하며 함께 맛있는 음식을 먹었던 생각, 자신의 편안한 하얀 침대 생각 등을 하게 되었다고 진술하였다. 이와 같이 가출 초기에는 약한 정도의 그리움을 느끼기 시작하다가, 차츰 가출 기간이 길어짐에 따라서 강한 정도의 그리움으로 진행하였다. 그리움의 강도가 더욱 강해지면서 또한 외로움도 느끼게 되었고, 외로움도 역시 가출 기간이 경과함에 따라 매우 높은 강도로 진행되어 고독감이 느껴졌음을 표현하고 있었다.

이러한 고독감은 애정지향적인 여학생이 남학생보다 강하게 느끼면서 이성에게 의지하고자 하는 경향이 강했다. 따라서 남학생을 사귀게 되었고 성적인 관계까지 이어졌으며 점차로 이성을 탐닉하는 정도가 강하게 나타나서 두 차례에 걸친 낙태를 경험한다.

다음 진술의 예는 가출 기간이 6개월로 가장 길었던 참여자의 진솔한 표현이다.

"딱! 3달 되니깐요, 집에 들어가고 싶어졌어요, 간섭도 받고 싶구요 …… 아빠는 넘자니깐, 그렇구요 ……. 엄마가 제일 보고 싶더라구요, 심지어!! 누나들의 잔소리까지도 그리워지는 거예요!"

차츰 강도가 강한 고독감에 빠지게 되었음에 대해서, 참여자 모두가 하나같이 절절하게 표현하고 있었다. 다음은 그중에서 참여자의 심정을 가장 실감할 수 있는 진술이다.

"집을 나와 보니까, 저는 완전히 혼자뿐인 외톨이가 된 기분이었어요, 의지할 데 없는 고아 같다는 느낌도 들었구요, 정-말로 막막했어요, 그러니까 눈물이 흐르는 거예요, 그래서 거리를 무작정 걸으면서 울었었죠. 그구 …… 제가 노래를 좋아하거든요, 그래서 노래를 불렀어요. 말하자면 …… 노래가 친구였죠."

특히 이 시기에, 또래친구의 유혹을 받아서 그들과 많이 어울렸던 남학생일수록 가출 기간이 길어짐에 따라서 또래친구들이 하나둘씩 떨어져 나갔으므로 고립감을 강한 정도로 느꼈던 것으로 나타났다. 또한 밤새껏 유흥가를 전전하며 만끽하였던 해방감은 참여자들의 방종한 생활에 대해서 누구 한 사람 충고해 주거나 간섭하는 사람이 없는 사회적 무관심과 방치 속에서 서서히 강한 강도의 고립감으로 느끼게 된다. 이러한 고립감은 여학생보다 남학생에게서 더 강하게 나타나고 있었다.

"그냥! 내가 무엇을 하고 다녀도 사람들이 아무 말도 안 했거든요. 길에서 담배 펴도 누구 하나 뭐라고 그러는 사람도 없구요, 그런 게 좀 ……"

가출 직후에는 막연히 어색하고 불안한 생각이 약한 강도로 들었으므로, 애써 아무 생각도 하지 않으려고 거리를 배회하고 다녔으나, 가출 기간이 길어짐에 따라서 지니고 있던 돈도 다 떨어지고 경제적인 압박감이 가중되면서 강한 정도의 불안감으로 변했고, 또한 차츰 시간이 지남에 따라 불안의 강도가 강해져서 심지어는 무섭기까지 하였다고 그때의 심정을 아래와 같이 표현하고 있다.

"돈 없으면 안 되더라구요, 그런데 갖고 있던 돈이 자꾸 떨어져가고, 같이 놀았던 친구들이 집에 하나 둘씩 들어가고 저만 혼자 남게 되더라구요. 그러니까 그때는 안절부절 못하겠더라구요, 링-장히 불안했었어요, 사실은요, 무섭기도 했구요."

그리고는 참여자들 모두가 집에 들어가고 싶지만, 또 간섭받는 것이 귀찮다는 생각이 들어서 집에 들어갈까 말까를 망설이게 되는 양가감정을 겪게 되었다. 이러한 양가감정 또한 가출 기간이 길어짐에 따라 강한 강도로 진행되어 가고 있었다.

"사실은 신세지고 있는 친구들 눈치가 슬슬 보이고 하니까 …… 그러니까 …… 의식주가 다 불편하니깐, 집에 들어가고 싶다는 마음이 간절하기는 했었어요, 그런데 또 한편으로는 들어가면, 또 공부해라, TV 보지 마라 하는 잔소리 들어야 하니까 들어갈까, 말까하는 마음이었어요."

뒤이어서 가출 기간이 길어짐에 따라서, 참여자 모두는 수중의 돈이 떨어지거나 신세를 지고 있던 친구의 눈치가 보임으로써 차츰 의식주가 불편하며 심신이 지쳐간다. 심지어는 노는 것도 싫증나고 힘이 든다고 느낄 정도로 강한 정도의 소진감을 경험한다. 이에 대한 생생한 표현은 다음과 같다.

> "그땐, 밥을 제대로 못 먹었으니깐 ……, 뼈밖에 없었으니까요, 심지어! 엄마가 경찰서에 찾아와선 저를 못 알아보더라구요, 그래서 그땐! 인상도 돼―게 안 좋았거든요. 제 눈빛이 되게 강하구, 인상이 더러웠죠, 다른 사람이 저를 쳐다보지도 못 했어요."

> "그때는요, 제가 정말 폐인 같았었어요. 그러니까, 노는 것도 싫증이 나고 …… 힘이 들더라구요."

마지막으로 참여자 자신들이 가출하기 전에 그토록 갈망했었던 것들을 직접 체험해 본 결과, 별것이 아니었다는 강한 허무감이 있었다. 특히 여학생보다 남학생 참여자에게서 더욱 강도 높게 나타나고 있었음을 다음과 같은 진술을 통해 충분히 파악할 수 있었다.

> "하고 싶었던 거, 싱―컷, 다―아 해 보고 나니까, 어른 되면 다 할 수 있는 것인데 …… 별 것이 아니구나! 커서 다― 아 하는 건데! …… 하는 생각이, 화―악! 드는 거예요."

소비 향락적인 사회적 유혹에 대해서 많은 호기심을 갖고 경험해 보기를 갈망하고 있었던 외부지향적 성향의 남학생이 여학생보다 소진감과 허무감을 더욱 강하게 느꼈다. 또한 애정지향적 성향의 여학생은 남학생보다 이성에 탐닉하여 빠져드는 정도가 매우 강하게 나타났다. 그리고 일단 이성에 탐닉하게 된 여학생은 남학생보다 방황의 기간인 미명기가 훨씬 길었던 것으로 나타났다.

이 시기에 이혼가정 또는 그 외에 복잡한 가정문제 등 여러 가지 문제 속에 처해있는 문제성 친구의 유혹을 받거나, 냉랭한 사회적 무관심의 영향이 참여자에게 강하게 작용할 경우에는 부정적인 방향으로 진행되어 재가출 현상이 나타나게 된다.

반면에 부모는 가출한 참여자들을 찾아 나서서 강제로 집에 데려다 놓고서는 높은 빈도로 설득하며 매우 강압적이고 일방적인 방법으로 회유하려고 노력하였으나 대부분의 참여자들은 재가출 현상이 계속되었다. 부모가 울면서 애원하고 설득하며 좋아하는 물건을 사주며 회유하고 참여자들에 대한 부모들의 기대를 참여자들의 능력에 맞게 현실적인 수준으로 낮추어 타협하면서 수정함으로써 회귀과정에 긍정적인 촉진요인으로 작용하여 그들의 회귀를 촉진시키는 것으로 나타났다.

"부모님이 막 우시면서 말렸어요, 그래서 오토바이를 안 탔는데요, 그게 한번 중독이 되면 짜릿하고 속도감 느끼고 자다가도 생각나거든요."

"마음잡고 공부하라고 엄마가요, 목걸이, 반지, 옷, MP3, 그런 거 사주시면서 잘 해줬어요.

"저희 아빠가요, 제가 원하는 대로 실업계 학교로 전학시켜주신다고 하시더라구요."

또한 무관심 혹은 심한 꾸중과 억압으로 대했던 담임교사는 설득과 회유, 조언으로 참여자를 지지해 주었고, 문제성 있는 또래친구 대신 바르고 성실한 바람직한 친구의 충고가 많은 영향으로 작용하면서 회귀를 촉진시키는 긍정적인 방향으로 이끄는 것으로 나타났다.

이상과 같이, 극에 달하는 고통과 혼돈은 존재의 깊은 소용돌이 속에서, 동시에 생존을 여는 열쇠가 되었다. 즉, 존재의 탈바꿈은 오랜 기다림과 고통을 수반하게 되면서 사고의 반전기로 이어지게 되는 것이다.

(3) 사고의 반전기(思考의 反轉期)

본 연구에서 가장 극적인 시기이다. 즉, 참여자의 오감이 밝고 넓은 세상을 향해서 활짝 열리면서 지금까지와는 판이하게 다른 세상이 참여자에게 다가왔던 것이다.

즉 이 시기를 분기점으로 하여, 참여자의 사고와 행동이 이전과는 완전히 달라지게 되는 것을 확연하게 알 수 있었다. 어두움에서 밝음으로, 편협했던 사고에서 열린 사고로, 부정적 사고에서 긍정적 사고로, 비현실적 자아에서 현실적 사아로, 이기적인 자아에서 이타적인 자아로, 바야흐로 새로운 자아의 세계가 극적으로 활짝 펼쳐지게 되는 분수령이 되었던 시기이다.

이 시기에는 독립적 사고하기, 자기굴레 벗어나기, 자기존재 드러내기, 자신과 자신에게 속한 모든 것의 소중함을 인식하기 등의 사고를 함으로써, 참여자 자신이 스스로 깨달아 자아발견과 자기이해를 하게 되는 때이다. 즉, 스스로 깨닫기 시작하여 사고과정을 거쳐서 주체성을 찾는 긍정적인 대처행위가 나타났다.

이제부터 모든 참여자는, 지금까지 자신이 지녀왔던 사고방식과는 다르게 독립적으로 사고하여 주체성의 속성을 찾게 되었음을 다음과 같은 진술로써 실감할 수 있었다.

"어! 이러면 안 되는데! 친구들이 한다고 나까지 따라 할 필요는 없어! 하고 생각하면서 나쁜 쪽으로 안 가게 됐었죠."

모든 참여자는 또한 지금까지 그들이 살아오면서 형성되었던 자기관념의 굴레를 깨고 벗어나기 시작하게 되었음을 다음과 같은 진술로 생생하게 느낄 수 있다.

"아빠도 사람이니까, 사람은 감정이란 게 있으니깐, 때론 화도 내고, 기분도 나쁠 수도 있고, 멉기도 하고 ……. 그렇게 할 수 있는 건데, 내 생각만 하구, 그게 싫어서 아빠를 미워했구나 싶은 생각이 들었어요."

"내가 왜 이러고 있지? 하는 생각이 갑자기 들더라구요. 그러구 여지껏 식구들의 마음은 전혀 생각지 못했었고, 나 혼자만을 생각하고 있었구나! 하는 생각을 하게 된 거예요. 그러고부터는, 친구들이 그만 집에 들어가라고 충고해 주는 말이 귀에 들어오더라구요."

"사실, 학교에서 매일 듣는 얘기였기 때문에 별로 제 귀에 안 들어왔었거든요, 그런데 정말 국어 선생님 애기가 맞는거드라구요."

그리고 참여자 모두는 자기존재 드러내기를 시작하고 있었다. 그들은 이에 대한 구체적 진술로써 특히 '나는'을 빈도 높게 강조하며 다음과 같은 예로 표현하고 있었다.

"세 번째 가출하면서 안 해 볼 꺼 다 해보고 …… 사실은요! 저는 아리랑 치기, 본드 불고, 그런 거는 정말 안 해 봤어요. 친구들 하는 건 흔히 많이 봤어요. 그렇지만, 저는요, 술 담배는 했어도 그런 건 안 했어요. 저는 그런 아이들을 정말 이해 못했어요. 정─말 못 하겠더라구요."

"나는 전문직을 갖고 독립해서 살아가는 여성이 되고 싶다는 생각을 하게 되었어요."

이때 동시에 모든 참여자는 자신에게 소중한 것을 강도 높게 깊이 인식하기 시작하였음을 진술하였다.

"우리 집이 그래도 제─일 편하다! 그리구, 엄마, 아빠, 우리 가족이 역─시 최고다! 하는 생각이 들었어요."

이때에는, 참여자에 대한 회유와 타협으로 나타났던 부모의 관심이 높은 차원으로 발전하였다. 즉, 부모들은 참여자들에 대한 깊은 신뢰와 인정하고 있다는 마음을 담은 사랑의 끈을 포기할 줄 모르고 끈질기게 잡고 있음으로 하여 마침내 참여자들을 모두 매우 깊은 정도의 감동으로 이끌었다.

"사실 내가 들어온 거는요, 부모님이 날 포기하지 않았다는 거예요. 한두 번도 아니고 …… 그게 4번이었거든요. 집에 안 들어온다는 말도 수없이 많았구 ……. 그런데 엄마가 포기를 안 했어요, 그래서 돌아온 거예요."

"결정적 계기는요, 엄마 눈물이었어요. 눈물 흘리면서 목멘 소리로 그러니까, 저도 마음이 너무 아프더라구요."

그리고 참여자를 옆에서 지켜보며 충고해 주는 사람으로서, 또는 소식만을 전해주는 사람으로서 소극적인 도움을 주었던 친구들이 직접적인 행동을 통하여 적극적인 도움을 주는 강한 정도의 우정으로 발전하였다.

"친구가 아빠에게 전화를 했어요, 제가 집에 들어가고 싶어 하는데 야단 맞을까봐 무서워서 못 들어간다구요."

또한 심한 꾸중과 설득 그리고 회유로 일관하였던 담임교사는 부모와 강한 연계가 이루어지면서 참여자에 대한 관심과 이해심을 보이고 더 나아가 참여자의 개성과 특성을 인정해 줌으로써 참여자들에게 강한 정도의 영향을 미치게 되어 그들의 회귀를 가속화하도록 작용하였다.

"사실 담임선생님 영향도 컸어요, 제게 많이 신경 써 주셨어요. 사실 2학년부터 3학년 지금까지 담임을 하시는데요, 사실 그렇게 제게 신경 써 주신 분이 없었거든요. 사실 저는 중학교 때도 언제나 혼자였고 공부도 못하니까 …… 신경 써 주신만큼 실망시키면 안 되잖아요? 사실 받 애가 50명이나 되는데 저한테 신경 써 주신다는 게 쉬운 일이 아니잖아요? 그런데 제게 신경 써 주시는 게 고마워서 돌아왔고 엄마도 담임선생님에게 너무 고마워하시구요."

(4) 성찰기(省察期)

이 시기에는 참여자 자신들의 과거 삶에 대해 뒤돌아보기, 자신이 처한 현실을 직시하기, 그리고 자신과 자신에게 속한 모든 것에 대해서 긍정적으로 받아들여 소중히 생각하기 등의 자기이해와 자기수용을 하게 된다.

따라서 자신의 과거, 현재, 미래의 연속성을 인식하고, 연속선상의 자아를 일관성 있게 지속적으로 지켜나가기 위하여 강도와 빈도가 높은 다짐과 기도로써 자기강화하기를 하여 마음을 단단히 먹고 긍정적으로 받아들여 해낼 작정을 하는 각오하기의 또 하나의 긍정적인 대처행위를 하는 때이다.

모든 참여자가 자신에 대해서 곰곰이 돌이켜 보았던 모습에 대한 구체적인 진술은 다음과 같았다.

"그땐 철이 없었나봐요!, 사춘기였었나봐요! …… 제가 확실히 어렸었어요!"

"지금 생각해 보면 후회가 돼요, 왜냐하면, 아빠와 대화로 풀어 나갈 걸 그랬다 싶은 거죠."

그리고 모든 참여자 자신들이 처한 현실을 객관적으로 직시하며, 이를 긍정적으로 강하게 받아들이고 있음을 다음의 진술 내용으로써 확인할 수 있었다.

"집 나가니깐, 나만 힘들었고 해결된 건 하—나도 없었어요. 그래서 이젠 저는 긍정적인 사람이 됐어요."

동시에 참여자들은 체험을 통해 깨닫게 된, 자신의 모든 것들에 대해서 깊이 소중하게 생각하고 있음을 한결같이 진술하고 있었다. 이에 대해 가슴 뭉클하게 하였던 구체적인 진술의 예는 다음과 같았다.

"세상살이가 쉬운 게 아니더라구요, 저는 집밖의 생활이 힘들다는 걸 느꼈기 때문에, 링—장히 좋은 경험으로 생각해요. 그렇지만, 공부만 하는 애들은 모르잖아요?"

"우리 엄마가 …… 엄마가요 ……, 사실은 저 7살 때부터 아침마다 교회에 나가서서, 저를 위해 기도 많이 하셨거든요! 겨울에두 꼬—박 하셨어요. 새벽기도를 지금껏 하세요."

"무엇보다 두요! 내가 이렇게까지 망가지게 됐는데도, 우리 엄마는요! 저를 끝까지—끝—까지 포기하지 않았다는 거죠."

또한 모든 참여자들은 한결같이 그들 자신에게 소중한 것들을 지켜나가기 위한 최선의 노력과 굳은 다짐을 강한 강도로 하는 자기강화하기의 생활을 하고 있음에 대해서 다음과 같은 진술을 하고 있었다.

"아빠 힘드신데, 아빠 하시는 집안일도 돕자! 했어요, 아빠는 힘드신데 아무 말 안 하구 집안일 모두 다 하셨었거든요, 그래서 이제부터는, 나부터 잘 하자! 그리구 아빠 힘들 때, 이해도 해드리구, 얘기도 나눠 드리구, 철없는 행동, 이제는 안 하기루요."

"사실은, 제가요, 초등학교 때부터 교회에 나갔었는데요, 그렇지만 요즘은 잘 안나가지만요, 남마다 기도 역-신히 하고 살아요."

(5) 자아정체감 확립기(自我正體感 確立期)

이 시기는 '가출 청소년의 회귀과정' 즉, '가출 청소년의 자아발견하기'의 결과가 나타나는 때인 것이다.

모든 참여자들이 높은 정도의 뿌듯한 자긍심과 자기애를 갖춘 높은 수준의 자존감을 갖고 있으며, 그들의 가슴에 장래에 대한 목표와 희망을 가득 끌어안으며, 활기차게 생활하며 동시에 자신의 값진 체험을 바탕으로 하여 방황하고 갈등하는 또래의 친구들에게 도움을 주겠다는 강한 정도의 이타심을 갖고, 매우 높은 정도로 평온함을 느끼며 생활하는 상태로써 자아정체감이 확립된 모습이다.

즉, 자신만을 생각하는 사람이 아니라 남에게 도움 주고 남과 더불어 가치 있는 삶을 살아가려는 사회적인 관계성의 속성을 포함하게 됨으로써, 자아가 더욱 확장·발전되었고 한 차원 승화되어 성숙된 자아로써 새롭게 재창조되어 있음이 연구결과로 나타났다.

다음과 같은 참여자들의 구체적 진술을 통해서, 그들의 한층 성숙된 자아의 모습을 생생하게 접하여 느낄 수 있다.

  "지금 저는요, 활발하고, 잘 어울리고, 자기표현 잘하는 아이예요. 예전보다 많—이 달라졌어요. 모든 걸 긍정적으로 생각하고 ……. 무엇보다도 내 자신이 좋아졌어요! 공부를 조금 하다 보니까, 나도 하니까 되네! 싶으니까, 공부가 자꾸 좋아져요! 자신감도 생겼어요."

또한 참여자 모두는 매우 활기에 차 있었고, 강한 의욕이 솟아오름을 느끼며 희망에 찬 생활을 하고 있음을 강한 정도로 진술하고 있었다. 이에 대한 구체적이며 직접적인 표현은 다음과 같았다.

  "저는요, 실업계로 전학 가서 전문대 진학해서요, 취직해서 돈 벌어서, 돈을 모아 가지고 장사를 할 꺼예요, 열심히 살 꺼예요!"

  "요즘은요, 사람이 좋아지고 편해지고, 사람들 하고 어울려야 되니까 …… 아무래도 사람들이 예쁜 거 좋아하잖아요? 그래서 제 외모에 신경 쓰게 되니까, 다이어트도 하게 됐어요,

그전엔 제 키가 155cm로 조그맣데, 58kg였는데요, 지금은 46
kg이예요. 그전엔 다-아 포기하고 마음대로 먹었거든요."

동시에 모든 참여자들은 자신의 경험을 바탕으로 하여, 자신과
같이 방황과 갈등의 늪에 빠져서 눈물 흘리며 혼자 거리를 헤매고
다니는 또래의 청소년들과 더 나아가 결혼 후의 자신의 2세에게까
지도 조언과 도움을 줄 수 있는 가치 있는 사람으로서, 그들을 올
바른 길로 이끌려는 사회적인 차원의 관계성을 포함하고 있다. 이
러한 관계성의 속성은 매우 강렬한 정도의 이타심으로써 가슴을 가
득히 채우고 있었다.

"사실, 밖에 나가면요, 애들이 딱! 제 눈에 보여요. 쟤는
집을 나왔구나! 제가 바로 그랬거든요, 혼자 눈물 흘리면서
거리를 다니는 애들을 보면요, 걔네들에게 그러지 말라고, 한
마디 꼭! 해 주고 싶어져요."

그리고 모든 참여자들은 한결같이 매우 높은 정도의 평온한 상태
에 있음에 대해서, 다음과 같이 표현하고 있었다.

"이젠, 나도 모르게 웃음이 나구요, 지금은 정말로 행복해
요. 이젠 마음이 홀가분하고 다-아 털어 버린 것 같구 ……
편하고 굉장히 좋-아요. 1년 사이에 정-말로! 아주! 새 사
람이 된 기분이예요."

166

4) 가출 청소년의 회귀과정의 결과유형

본 연구에서 가출 청소년의 자아발견하기에 따른 결과유형 분석은 자료분석 결과와 근거자료를 지속적으로 비교하여 파악된 것을 정형화한 것이다.

이와 같은 결과유형은 참여자들의 행위/상호작용 전략의 결과로 나타난 연구 참여자들의 회귀된 상태, 즉 변화된 자아의 모습을 구분한 것으로써 그 내용은 다음과 같다.

본 연구의 결과유형을 구분함에 있어서, 맥락적 조건에 속하는 개인적인 성향이 가장 강력한 영향요인으로써 작용하는 것으로 나타났다. 이러한 주요 요인에 의해 구분된 네 가지 형태의 결과유형은 '독립추구형'과 '현실순응형', '의지분발형' 그리고 '이타지향형'이었다.

각 유형에 대한 설명은 다음과 같다.

(1) 독립추구형

본 연구에서 이러한 결과유형으로 구분된 연구 참여자는 남학생 1명과 여학생 2명으로 모두 3명이었다. 이들은 호기심 많고 자유분방함, 호탕함 등의 개인적 성향을 강하게 지닌 참여자들이었다.

독립추구형의 참여자들은 특히 '독립적 사고의 시작'과 '자기굴레 벗어나기'의 대처전략이 강하게 나타났다. 따라서 강한 '주체성'이 정립(挺立)되었고, 그들 자신의 호탕하고 자유분방한 기질이 억눌

려 있었던 과거에 대해 '뒤돌아보기'의 대처전략으로 곰곰이 생각해
봄으로써 자기굴레를 벗어나기 시작하였으며, '현실 직시하기'를 통
해 자신들의 미래에 대한 계획을 구체적으로 확실하게 세워 놓고,
이를 토대로 하여 졸업 후에 독립할 것이라는 '희망'을 강도 높게
표현하고 있었다.

이와 같이 참여자들은 특징적으로 자신들의 과거, 현재와 미래의
연속선상에서 자아의 '일관성'을 강도 높게 드러내고 있었다.

한마디로, 그들은 독립을 열망하고 있었다.

"제가 하고 싶은 잉어공부를 역심히 해서, 그 분야의 전문
직으로 나가면 돈을 벌 거 아니겠어요? 그러면, 돈 모아서 독
립할 거예요. 이제는 나 자신이 스스로 생각해 보고, 생각한
대로 행동할 수 있어요. 자신 있어요! 저는요, 무슨 잉이던지
다 할 수 있다는 자신값이 있어요!"

(2) 현실순응형

이러한 결과유형에 속한 것으로 나타난 참여자는 남학생 2명과
여학생 1명으로 모두 3명이었다. 현실순응형에 속하는 참여지들은
애정지향적인 개인적 성향을 매우 강하게 지니고 있었다.

참여자들은 '자기굴레 벗어나기'의 대처전략으로써 집을 떠나서
바깥세상을 직접 체험해 본 결과, 돈 없으면 세상살이가 어렵고 힘
들며, 돈을 번다는 것이 쉬운 일이 아니었음을 절감할 수 있었다고
하였다. 즉, 경제적인 '소중함을 인식하기' 시작한 것이다. 따라서

세상살이가 만만한 것이 아니었음을 통감하게 되었다고 매우 강한 어조로 표현하였으므로 '현실 직시하기'의 대처전략이 있었음을 알 수 있었다. 그러므로 부모님이 무척 힘드셨겠다는 생각을 하게 되었다고 하였다.

이와 같은 참여자들의 모습은, 이제는 더 이상 그들 자신만을 생각하지 않고 자신과 관계되는 남을 생각하게 되는 사회적인 '관계성'의 속성이 드러나고 있음을 보여주는 것이다.

따라서 참여자들에게는 '뒤돌아보기'의 대처전략이 나타났다. 즉 과거부터 지금까지의 자신의 삶에 대해서 마음을 돌이켜서 뒤돌아보며 곰곰이 생각해보니, 자신들이 그동안 철이 없어서 부모님에 대한 깊은 고마움을 느끼지 못했던 것이 가슴 저리도록 마음 아팠다고 매우 강도 높게 표현하고 있었다.

그리고 따뜻한 가족애가 있는 자신의 가족에 대한 '소중히 생각하기'를 하였고 안락한 가정환경에 대한 만족감을 매우 높은 정도로 느끼고 있었다. 즉 자신이 처해 있는 모든 것에 대해서 '긍정적으로 받아들이기'의 대처전략이 나타나고 있었다.

이와 같이 이들 참여자들은 특징적으로, 매우 높은 정도의 '평온함'을 느끼고 있음에 대해서 높은 빈도로 표현하고 있었다.

"딱! 집에 들어오니까, 엄마가 삼겹살도 구워주구 하니까, 진—짜 맛있었어요!"

"지금은 편안한 마음이 느껴지면서, 우리 집이 이—렇게 좋은 거구나! 해요. 그전에는 몰랐어요."

"이젠, 마음이 굉장히 편하고 좋아요! 엄마 아빠가 따뜻하
게 해 주시구요, 먹는 거, 입는 거, 자는 거 …… 불만도 하
나도 없구요"

(3) 의지분발형

이러한 결과유형에 속하는 연구 참여자들은 남·녀 학생 각 1명
씩으로 모두 2명이었다. 이들은 호기심이 많았고 충동적이며 외부
지향적인 개인적 성향이 매우 강한 참여자들이다. 그러므로 회귀하
기 전에는, 특히 소비지향적이고 퇴폐·향락적인 사회·문화적 유
혹을 강하게 받아들임으로써 매우 강한 정도로 방종을 갈망했던 참
여자들이었던 것이다.

따라서 이들은 차츰 방종한 생활에 깊이 젖어 들어서 탐닉의 수
준으로까지 빠져있었기 때문에 학교공부를 매우 소홀히 하였으므로,
결국 공부하기에 관해서는 자포자기한 상태로써 열등감도 갖고 있
었다.

그러나 이러한 의지분발형의 참여자들은 회귀가 이루어지면서,
특징적으로 높은 '주체성'이 정립(挺立)됨과 동시에 '자존감'이 확고
하게 자리잡은 자아의 모습으로 재창조되었나. "나노 한번 남늘로
부터 인정받아 보자" 하며 '자기존재 드러내기'와 '자기굴레 벗어나
기'의 대처전략으로 강한 의지를 갖게 되었다. 따라서 최선의 노력
을 다하고자 높은 빈도로 굳은 각오하기를 반복하며 '자기강화하기'
의 대처전략을 나타내고 있었다.

이에 관한 생생한 진술내용은 다음과 같았다.

"말하자면, 끈기가 생기구요, 목표 즉 끝까지 해보자는 끈기, 오기? …… 나를 무시하는 사람에게 보여주고 싶은 마음이 생겼어요."

(4) 이타지향형

이 같은 결과유형으로 구분되는 참여자는 여학생 1명이었다. 이타지향형에 속한 참여자는 애정지향적이고 외부지향적인 개인적 성향이 매우 높았다.

참여자는 가족이 자신에게 관심과 사랑을 주지 않는다고 생각했으나, 사실은 참여자를 매우 사랑하고 있었다는 사실을 확인하게 된 순간, 진한 회한의 눈물을 흘리며 극적으로 '자기굴레 벗어나기'를 하였다. 동시에 자신은 사랑 받고 있는 가치 있는 사람임을 느끼게 된다. 즉 '자존감'이 자리잡았고 '자기존재 드러내기'의 대처전략이 나타나고 있었다. 또한 자신을 사랑하는 가족에 대한 '소중함을 인식하기'에 이르렀다. 그리고 자신의 입장만을 생각하였고 남을 이해하지 못했던 자신에 대해서 '뒤돌아보기'를 하며 반성하게 된다. 즉 타인과의 '관계성'의 속성을 나타내고 있었다.

비로소 참여자는 주위의 모든 사람에게 마음의 문을 활짝 열게 되었다. 이때부터는 모든 것을 '긍정적으로 받아들이기'의 대처전략이 강하게 나타나고 있었다.

또한 참여자는 자신이 갖고 있는 모든 것, 그중에서도 특히 가출해서 얻게 된 값진 체험을 '소중히 생각하기' 시작하였으며, 그러한 소중한 체험으로 남을 도와주려고 노력하고 있었다. 이렇게 이타심이 참여자의 자아에 확고하게 자리를 잡으면서부터, 참여자의 달라진 자아의 모습은 특징적으로, 사회적인 '관계성'이 폭 넓게 확장·발전되어서 매우 강한 '이타심'으로 나타났다.

따라서 소극적이고 주눅 들어 의기소침한 상태로 가슴에 분노, 반항과 복수심의 응어리를 품고 살았던 참여자는 매우 명랑해지고 능동적이며 적극적인 전혀 다른 사람으로 변신하였다.

그리고 그의 열린 가슴으로 사랑이 솟아 넘치고 있었다.

"저는요, 그때부터 지금까지요, 모든 사람들한테 잘 해 주겠다는 마음이 딱! 자꾸 자꾸 생기는 거예요!"

V. 논 의

가출 청소년의 회귀과정에 관한 근거이론 연구방법론적 접근을 통한 연구결과로써 핵심범주는 "**자아발견하기**"로 나타났다. 그리고 회귀과정의 단계는 **미망기, 미명기, 사고의 반전기, 성찰기, 자아정체감 확립기** 등 5단계로 나타났다.

따라서 핵심범주와 회귀과정, 그리고 사회적 지지에 대하여 논의하고자 한다.

1. 가출 청소년의 자아발견하기

가출 청소년의 회귀과정에 관한 핵심범주는 "**자아발견하기**"로 나타났다. 그리고 자아발견하기를 이루는 속성은 **주체성, 일관성, 관계성**이었다.

청소년기는 자아정체감 정립을 위한 가장 결정적인 시기이기 때문에, 자아발견을 통한 안정되고 일관성 있는 자기이해는 긍정적 행동을 유도하고, 자신의 가치와 삶의 목표를 결정하고 자신의 삶에서 만나게 되는 중요한 사람들과의 의사소통 및 관계 개선에 도움이 되고 나아가 긍정적인 자아정체감을 형성하게 된다(오명금, 2001)고 하였다.

자아는 개인의 자각을 통해서만 이해될 수 있고, 어떤 주어진 상황하에서 그가 어떻게 일관된 행동을 할 것인가 하는 것은 개인이 자기 자신을 어떻게 보느냐하는 것과 개인이 사회와 관계하며 살고 있는 주변환경을 어떻게 자각하느냐에 달려 있는 것(Coms & Snygg, 1959)이라고 하였다.

자아발견의 속성인 주체성에 대해서 사르트르의 실존주의는 인간이란 어떤 본질이라는 개념으로 미리 규정되어 있는 존재가 아닌 자신에게 스스로 본질을 부여해 가는 생성의 존재가 되는 것이며, 이것이 바로 사르트르가 의미하는 인간의 주체성이라고 하였다(김소영, 2001). 그리고 작가 버지니아 울프(1965)는 삶의 주체로서의 자아를 각성해야 한다고 주장하였다. 또한 Erikson(1968)은 청소년기에 주체성을 확립하지 못하면 역할 혼돈의 상태에 남아 방향 감각을 잃게 된다고 하였다.

자아발견하기의 속성인 일관성에 대해서 "자신이 누구이며, 어느 위치에 있고, 어떻게 살아야 하는지를 깨닫는 것"이다(Maier, 1965)라고 하였다. 또한 Erikson의 이론을 종합하여 보면, "한 개인이 자신이 누구이며, 어디에 있으며, 어디로 향하고 있는가에 대한 과거, 현재, 미래의 연속성을 인식하고 자기 자신을 독특한 의미를 지닌 존재로서 인지하며, 자기 일관성을 이루고자 하는 것"이라고 하였다(박아청, 1984).

또한 자아발견의 속성인 관계성에 대해서, Mead(1934)는 '자아'란 실체가 아니고 하나의 자아 형성과정인데, 그것은 발전해 가는 것이라고 하였다. 다시 말해서 자아란 일정한 개인 안에서 그가 사회적 과정 전체 및 그 과정에 참여하는 다른 개인들과 더불어 맺는

관계에 따라서 발전해 가는 것이라며, 자아가 형성되어 가는 과정
에서의 관계성에 대해서 언급하였다(조태훈, 1988).

이상과 같이 살펴본 자아발견에 관한 속성은 본 연구결과에서 나
타난 자아발견하기의 속성과 일치되고 있다.

2. 가출 청소년의 회귀과정

가출 청소년의 회귀과정은 **미망기, 미명기, 사고의 반전기, 성찰
기, 자아정체감 확립기**의 5단계로 나타났다.

미망기는 연구 참여자들의 가출 현상을 돌출시키는 가장 직접적
인 계기(원인)가 되는 시기이다. 즉, 개인적인 성향과 가정, 그리고
여러 가지 사회 문화적 맥락의 영향으로 인하여 감정이 극도로 치
밀어 오르게 되는 상황으로써, 벗어나고 싶음, 통하지 않음, 치밀어
오름, 채우고 싶음 등이 연구결과로 나타났다.

즉, 마음이 매우 산란하게 뒤얽혀서 사리에 어두운 상태로 갈피
를 못 잡고 좌충우돌하며 분출구를 찾아 헤매는 현상을 나타내는
시기이다.

이러한 연구결과는 김향초(1998)가 청소년 가출은 집을 떠나고자
하는 개인요소와 집에서 밀어내는 힘 및 청소년 문화권에서 끌어당
기는 힘의 합작품으로 개인, 가정, 학교, 또래집단, 사회 환경적 요
인들이 복합적이며 역동적으로 작용한다고 본 것과 일치하고 있다.

한편, 권혜진(1994)의 청소녀 분노 현상에 대한 연구에서는 분노의 발생, 내재화, 표현 등과 관련된 모든 일련의 행동이 '치밀어 오름'이라는 현상을 중심축으로 전개되는 것으로 나타났으며, 청소년기는 분노에 대한 표출방식이 뚜렷이 달라져서, 분노 유발원인이 있는 장소를 떠나거나 언어적인 공격을 한다(Gesell. Ilg. & Ames, 1956)고 하였고, 이와 같은 공격행동을 하고 난 후에는 후련함, 미안함, 죄책감 등을 경험한다(배행자, 이인선, 김은심, 1999)고 하였다. 이는 본 연구결과인 청소년의 가출 현상과 거의 같은 맥락이라고 사려된다.

청소년기는 사회적 민감도가 높아 쉽게 상처받고 유혹에 잘 넘어가며 주체성 확립을 위해 투쟁하며 외로움과 고통을 느끼게 된다. 그리고 충동조절이 잘되지 않고 기성사회로부터 부당한 대우를 받는다고 느끼는 수가 많다(Connell, 1974)고 하였고, 갈망하던 새로운 삶이 일단 한번 실현되면, 어두운 삶으로 빨리 변한다고 하였으며, 탈바꿈은 오랜 기다림과 고통을 수반한다(함미화, 1995)고 하였다.

이러한 주장은 또한 본 연구결과로써 나타난 가출 청소년의 회귀 과정상의 미명기의 현상과 일치하고 있다고 본다.

깨달음의 밝은 세계가 펼쳐지기 전의 어두컴컴한 미명기는 참여자들이 일상의 궤도를 이탈하여 사회 심리적 반응인 자기혼돈의 상태의 소용돌이에 휘말려 들어 벼랑 끝에 몰리는 경험을 하는 시기이다.

'너는 이러하니 마땅히 이러해야 한다'라는 사회적인 통념과 규범에서 탈피하고 싶은 욕망이 생겨나며, 당연하게 받아들이고 있는 역할과 행동에 대해서도 거부하고 싶은 내 안에 잠재되어 있는 이성과 충동적이고 반항적인 감성이 서로 대립하는 현실적 상황은 자아를 혼란스럽게 만들고 그 속에서 자아는 수없이 부딪치고 깨지고 혼란을 느끼게 된다. 이와 같은 심리적 혼돈 상태는 모든 인간에게 공통적으로 일어나는 현상이라고 하였다(송수진, 1998). 이와 같은 주장 또한 본 연구의 결과와 일치하고 있다.

이 시기에 가출 청소년이 경험하게 되는 사회 심리적 반응으로 해방감, 죄책감, 고독감, 고립감, 불안감, 양가감정, 소진감, 허무감 등이 연구결과로 나타났다. 이는 가출 청소년의 대표적인 부정적 정서로써 우울, 불안, 외로움, 고립감, 무력감, 죄책감, 분노 등이 있다고 한 박용선(1998)의 연구결과와 일치하고 있다. 또한 청소년들은 가출 이후에 정신적 고통, 미래에 대한 불안감, 외로움을 겪는다고 한 Unger, Crawford(1992)의 주장과 맥을 같이 하는 결과로 본다. 이와 같은 고통과 혼돈은 허무감을 느끼며 극에 달하는 동시에, 존재의 소용돌이 속에서 생존을 여는 열쇠가 되는 시기라고 할 수 있다.

이와 같은 현상에 대해서 인간의 실존은 절망을 넘어서는 데서 시작되는 것이며 이때, 자신의 내면세계로 눈을 돌려서 자신과 자신의 삶에 대해서 구체적인 삶의 의미와 가치를 찾을 때 진정한 자아를 발견할 수 있는 것이라고 하였다(Sartre, 1943). 이상과 같은 연구결과와 작가의 말은 비약적으로 사고의 반전의 계기가 되는 시기를 일컫는 말로써, 본 연구결과와 일치된다고 본다.

또한 사고의 반전기는 자아발견을 위해 참여자 자신이 사고하여 스스로 깨닫기를 통해 주체성을 찾는 대처행위가 있게 되는 시기이다. 따라서 참여자들은 지금까지 지녀왔던 사고방식과는 다르게 독립적으로 사고하며 자신이 살아왔던 사회 문화적 맥락을 배경으로 형성되었던 자기관념의 굴레를 깨고 벗어나서 자신에게 소중한 것을 인식하며 자기존재를 인식하는 시기다. 즉, 새로운 자아의 세계가 극적으로 활짝 열리는 분수령의 시기인 것으로 본 연구결과에서 나타났다.

이러한 연구결과는 자아가 상황적 고독을 극복하고 희망을 찾는 과정에 있어서 중요한 사실은 인간은 이미 자기 자신이 되려고 하는 바를 가지고 있다(권영민, 2001)고 한 말과 맥락을 같이하고 있다고 본다.

성찰기의 사전적 의미는 자기를 반성하여 잘 생각하는 시기이다(성문사, 1968). 즉, 자신의 과거에 대해 뒤돌아보며, 자신이 처한 현실을 객관적으로 바라보고 긍정적으로 수용하여 자신의 것을 소중히 생각한다.

이와 같은 연구결과는 청소년기에 들어서면서 그들은 자신과 세계를 더 상대적인 방법으로 볼 수 있게 되고 객관성을 갖게 된다(Pendley, Dahlguist & Dreyer, 1997)는 주장과 일치하고 있다.

그리고 자신의 미래를 가꾸어 나가기 위한 노력과 다짐을 통한 각오하기의 대처행위가 있었다. 이것은 곧, 자아의 연속성을 인식하고 자아를 일관성 있게 지속적으로 지켜나가기 위한 의지의 시기인 것이다.

이 같은 결과는 자기가 지니는 고유성 즉 '자기다움'에 대한 자각과 이에 부합되는 자기통합성과 일관성을 견지해 나가려는 의식적, 무의식적 노력이다(서봉연, 1982)라는 견해와 일치하고 있다고 생각된다.

그리고 본 연구의 마지막 단계에서는 참여자들의 자아정체감이 확립된 상태인 성숙된 자아의 모습을 볼 수 있었다. 연구의 결과, 이 시기에는 자존감, 희망, 이타심, 평온함을 속성으로 갖고 있는 것으로 나타났다.

자존감은 인간에게 있어서 힘의 원천이며 삶의 성공적인 적응에 필요한 잠재력을 강화시킨다(Ellis & Harper, 1975). 자존감은 자신을 긍정적으로 수용하고 가치있는 인간으로 인지하는 것을 말하며 일생동안 사회화의 과정을 통하여 개발되는 내적 자아를 의미하며 개인적 주체성의 일부이다. 즉 자신에 대한 가치, 사랑 및 인정을 받고 싶어 하며, 자신을 미워하지 않으며 사랑하고 싶은 심리상태를 말한다(이혜경, 2000; Stanwyck, 1983). 또한 자존감은 자신이 당면한 환경에서의 사회집단과 다른 사람에게 어떻게 받아들여지는가에 대한 개인적 인식 및 주관적 판단이라고 하였으며(Whaley & Wong, 1995), 자신을 중요하다고 생각하거나 성공적이고 가치가 있다고 믿는 정도로써 개개인의 환경에 중요한 타인들의 태도에 영향을 받는, 일생을 통해 변화하는 역동적 개념으로 보았다(Coopersmith, 1967; Crouch, Straub, 1983; Rogenberg, 1985). 이러한 자존감은 적응행동과 인간의 삶에 대한 태도에 영향을 미쳐 자존감이 높으면 자신의 생을 행복하다고 느낀다고 하였다(Rambo, 1984, Taft, 1985).

성숙한 자아는 희망이 없이는 하루도 지탱하기 어렵다고 하였으며(권영민, 2001), Mead는 자아란 실체가 아니고 하나의 형성과정인데, 그것은 발전해 가는 것으로써 일정한 개인 안에서 그가 사회적 과정 전체 및 그 과정에 참여하는 다른 개인들과 더불어 맺는 관계에 따라서 발전해 가는 것이라고 하였다(조태훈, 1988). 또한 청소년기에 있는 이들의 관심은 내면세계로 옮겨져 가며 성숙, 자아성취, 상호성과 같은 개념을 사용하는 사회적 관점이 더욱 명확하게 대두하기 시작한다고 하였다(이동주, 1993; Loevinger, & Blasi, 1976). Alport의 '성숙한 자아'와 Maslow의 '자아실현인'은 유사한 개념으로 사용한다(Schultz, 1977). 따라서 성숙한 자아란 자기 자신에 의해 동기화되어 자율적으로 행동하며 융통성이 있고, 자기내면의 느낌이나 욕구, 생각들에 대해 민감하여 자발적으로 표현하고 자신을 있는 그대로 인식, 수용하고 자신과 타인을 존중함으로써 원만한 대인관계의 유지와 자신의 능력을 충분히 발휘하여 더 나은 자기로의 성장을 이룩해 가는 것이라 할 수 있다.

이상과 같이 문헌을 통해 성숙한 자아에 대해서 고찰해 본 바에 의하면, 본 연구결과에서 나타난 성숙된 자아의 모습은 일치하고 있다.

결과적으로, 가출 청소년의 회귀과정은 사회 심리적 반응으로써 깊은 자기혼돈의 경험을 거친 후에, 극적인 사고의 반전과 함께 스스로 깨닫기의 사고과정을 거치면서 주체성을 찾았고, 자신에 대한 끊임없는 회의와 성찰을 통해서 과거·현재·미래의 연속선상에 놓여있는 지아를 일관성 있게 지속적으로 발전시켜 나아가려는 굳은 의지를 갖고 각오하기를 통해 자아가 성숙·발전되어 가는 자아발견하기의 과정이었다.

즉 그들 자신들의 삶을 정당하고 확실하게 살아갈 수 있는 길을 찾는, 다시 말해서 주체성을 갖고 자기 일관성을 지속시키며 자신의 삶과 타인과의 사회적 관계성을 깊이 인식하여 남에게 도움을 주고 더불어 살아가는 가치 있는 존재로서 삶을 긍정적으로 바라볼 수 있는 성숙한 자아를 이루어낸 자아발견하기의 길고도 짧은 여정이었던 것이다.

따라서 본 연구자가 고뇌를 통한 자아발견을 주제로 하여 여러 가지 형태의 갈등과 좌절을 겪어가면서 보다 성숙한 자아로 변모해 나가는 과정을 통해서 인간의 진정한 삶을 이해하는 지혜와 태도를 배울 수 있는 여러 문학작품들의 분석을 통한 연구들(김선희, 1998; 김소영, 2001; 문정희, 2000; 송해영, 2000; 유재익, 1983; 장진욱, 1996)을 고찰해 본 바에 의하면, 그 과정들이 본 연구결과와 일치하고 있음을 확인할 수 있었다.

이와 같은 연구결과로 청소년의 가출 행위는 보수적이며, 폐쇄적이고, 몰이해한 부모, 불량한 또래친구, 입시 위주와 지식주의 교육 풍토, 획일적이며 경직된 학교 분위기, 퇴폐·향락적인 사회, TV방송의 역기능적 영향 등의 사회 문화적 현실에서 벗어나고자 하는 의지의 발현이며, 해방을 향한 욕구의 실현이었고, 넓게는 고정관념에 사로 잡혀서 살아가고 있는 모든 사람들을 변화시키고자 했던 그들 나름의 적극적인 행동이라고 하겠으며 동시에 그들의 자의식의 표현이라고 할 수도 있다. 또한 더욱 큰 열림의 세계를 향해 나아가기 위한 수단이었다고도 생각된다.

따라서 본 연구결과는 비행 행동 자체가 자아증진 기능을 제공하는 하나의 대안적인 행동 양식이 될 수 있다는 Kaplan(1980)의 주장과 같은 맥락으로 이해될 수 있다고 사려된다.

그리고 청소년기의 자아정체감 탐색, 즉 자아발견하기는 매우 고통스러운 과정이지만, 그것은 결국 보다 높은 차원의 개인의 인격적 통합을 가능하게 하는 것이며 자신과 환경에 대해 깨달으려는 노력은 발달상의 과정이고 이 시기의 갈등은 성장과 발달을 촉진하는 작용이다(오명금, 2001)라고 하였다.

이상과 같이 본 연구결과를 모두 종합하여 볼 때, **가출 청소년의 자아발견하기를 통한 회귀과정**은 가출 이전보다 **자아가 한층 확장·발전하여 한 차원 성숙한 자아로 승화되어 재창조**되는 회귀과정으로 정의된다.

3. 가출 청소년에 관한 사회적 지지

최근에 많은 연구들이 스트레스나 위기상황에 직면하였을 때 적응행동을 촉진시켜 주는 중요한 사회 심리적 변수로 사회적 지지 개념을 사용하고 있다(Andrews, Tennant, Hewson & Vaillant, 1978; Cobb, 1976; Lin, Woelfel & Light, 1985; Norbeck, Lindsey & Carrieri, 1983). 사회적 지지에 대한 정의를 Kaplan, Cassel과 Gore(1977)는 의지할 수 있는 사람, 돌봐주고 사랑하고 가치가 있다는 것을 알게 해주는 사람의 존재 또는 이용 가능성으로서 애정, 시인, 소속 및 인정에 대한 개인의 욕구가 의미 있는 사람에 의해 충족되는 것이라 하였다. 또한 강한 사회적 지지체계를 지닌 사람은 중대한 생의 도전에 잘 대처할 수 있다(Dean and Lin, 1977; Thoits, 1982)고 하였다.

부모와 자녀 간의 강한 관계는 문제 행동의 발생을 억제한다고 주장한 Dubois 등(1994)과 Rosenthal(1995)의 연구결과와도 일치하고 있으며, 또한 친구의 사회적 지지는 청소년의 심리 사회적 건강에 긍정적인 영향을 미치는 것으로 보고한 Bandura et al.(1996), Fuligni(1997), Maguire(1996), Meeus(1994) 등의 주장과도 같은 맥락의 결과라고 본다. 또한 교사는 청소년이 성취에 대한 동기와 교육적 열망을 개발시키는 데 기여하는 지지체계로서 교사와의 관계가 강할수록 청소년에게 미치는 영향은 크며 청소년의 학교적응에 긍정적으로 작용한다는 Forisha-Kovach (1983)의 보고와도 같은 맥락이라고 생각된다.

이러한 사회적 지지는 안정된 사회적 맥락에서 일어나기 때문에 지지원으로 부모, 친구, 교사, 전문가 등이 매우 중요하다(House, 1981)고 하였는데, 본 연구에서 나타난 결과와 매우 일치하고 있다고 본다.

이상과 같이 연구결과에서 나타난 부모의 사랑, 친구애(우정), 담임선생님의 지지 및 담임교사와 부모의 연계 등은 가출 청소년의 회귀과정에 매우 중요하게 영향을 미치는 지지이었으므로, 특히 주목해서 인식해야 할 간호중재의 핵심적 사항이라고 사려된다. 반면, 문제성 친구의 유혹, 사회적 무관심 등은 가출 청소년의 회귀과정에 부정적 기능으로 영향하여, 회귀과정 상의 속도를 늦춘다든가, 혹은 재가출하도록 역작용하였다. 특히, 사회적 무관심은 지역사회 공동의 폭넓은 대처방안의 필요성을 절실히 반영하는 부분으로써, 이에 대한 깊은 사회적 대처와 연구가 하루속히 이루어져야 할 것으로 사려된다.

또한 무엇보다도 특히, 가출 청소년들을 향한 포기하지 않는 끈질기고 끊임없는 부모의 관심과 사랑의 끈은 가출 청소년들을 매우 깊이 감동시켰고, 그들의 진정한 회귀를 촉진시킴에 있어서 크나큰 영향을 끼쳤음에 주목해야 할 것으로 사려된다. 따라서 본 연구자는 그 무엇보다도 매우 강한 사회적 지지로써 작용하였던 부모의 관심과 사랑은 그들 가출 청소년들에게 있어서는 모름지기 절대적인 종교였다고까지 말할 수 있겠다.

그러나 단, 진정한 부모의 관심과 사랑은 그들 가출 청소년들에 대한 강한 믿음과 함께 인정함과 존중함이 전제되어야 하는 것이었음을 알게 되었다.

즉 본 연구결과로써, 자녀에 대한 부모의 진정한 관심 갖기와 사랑하기의 방법을 제시하게 된 것이라고 사려된다.

4. 연구결과의 간호학적 의의

본 연구에 의해 도출된 결과에 따른 간호이론, 간호연구, 간호교육, 간호실무에서의 의의는 다음과 같다.

1) 간호이론

본 연구결과로 가출 청소년의 회귀과정에 관해 구축된 이론은 참여자들의 현상으로부터 이론 구성의 주축이 되는 개념들과 이들 간의 관계 및 범주들과 범주들 간의 관계를 도출하여 정련화하고 검증된 결과로써, 귀납적 질적 연구방법에 의해 구축된 실체이론임에 그 의미가 있다.

이 과정에서 핵심범주인 자아발견하기와 그 회귀과정의 단계는 미망기, 미명기, 사고의 반전기, 성찰기, 자아성숙기의 5단계로 확인되었다. 간호학에서 실체이론 구성은 그 필요성이 인식됨에 따라 중요한 부분으로 자리잡고 있음에 비추어, 본 연구는 가출 청소년의 회귀과정을 근거이론방법에 의해 이론화함으로써 간호학적 지식체의 확대 발전에 보탬이 되었다는 데 그 의의가 있다고 사려된다.

2) 간호연구

가출 청소년들이 직접 경험한 가출에서 귀가까지의 과정에 대해서 긍정적인 시각으로 깊이 이해하고 확인하고 서술하여, 그들이 겪고 있었던 문제와 이에 대한 행위/상호 행위 전략, 결과에 초점을 맞추는 근거이론적 연구를 처음으로 시도했다는 점에 그 의의가 있다.

또한 이러한 간호연구는 가출 청소년들의 회귀과정에 대한 앎을 통한 관심과 사랑을 실천할 수 있는 기초를 제공하게 되어, 청소년 교육과 인간의 성장, 삶의 질 향상에 힘쓰는 사람들에게 실제적인

도움을 줄 수 있을 것이다. 이러한 점에서 본 연구는 전인적 간호
접근의 중요성과 그 의의를 확인할 수 있다.

더 나아가 본 연구는 앞으로 가출 청소년을 회귀시킴에 있어서
구체적이며 실제적인 방법을 모색하는 실증적 연구의 방향을 제시
할 수 있는 초석이 될 수 있다고 사려된다.

3) 간호교육

본 연구의 결과는 우리나라의 사회 문화적 맥락 내에서 가출 청
소년의 회귀과정을 깊이 이해하는 정보가 됨으로써 실제 교육 현장
에서 청소년 교육에 참여하고 있는 양호교사와 상담교사를 대상으
로 하는 교육 프로그램 내용으로 또는 전인적 간호를 꾀하는 간호
학생들을 위한 간호교육 내용에 유용한 지식으로 포함될 수 있다고
사려된다.

4) 간호실무

본 연구는 진정한 회귀가 이루어진 가출 청소년을 대상으로 한
자료수집과 분석을 거쳐 실체이론이 도출되었으므로, 청소년들의 교
육을 담당하는 모든 사람들에게 실제적인 적용가능성이 매우 높을
뿐만 아니라, 가출 청소년에 대한 이해 확장에 기여할 수 있다고
사려된다. 그리고 가출 청소년의 회귀과정에 대한 총체적이고 통합
적인 이해를 증진시킬 수 있는 지식을 제공함으로써 청소년 가출문
제에 보다 효율적으로 대처할 수 있을 것이다.

VI. 결론 및 제언

본 연구는 가출 청소년의 회귀과정에 관한 경험을 바탕으로, 이들의 회귀경험에 대한 과정을 볼 수 있는 근거이론을 구축해 내는 것이 목적이다.

Strauss & Corbin(1990, 1998)이 제시한 근거이론 연구방법을 적용하여 연구를 시도하였다. 자료수집 기간은 2001년 4월부터 동년 8월까지이었다.

연구 참여자는 한때 가출하였다가 이제는 진정한 회귀를 하여 정상적인 생활을 하고 있는 17~19세의 남녀 고등학생으로 총 9명이었다.

이들 연구 참여자들을 대상으로 심층면담과 참여관찰을 통하여 자료를 수집하고, 계속적인 비교분석의 범주화 과정에 의해, 그들의 문제점과 대처전략, 결과 등에 초점을 맞추며 분석하여 진행하였다.

그 결과로써, 가출 청소년의 회귀과정의 핵심범주는 "자아발견하기"로 나타났다. 회귀과정은 곧, 자아발견하기 과정으로써 미망기(迷妄期), 미명기(未明期), 사고의 반전기(思考의 反轉期), 성찰기(省察期), 자아정체감 확립기(自我 正體感 確立期)의 5단계를 거치면서 이루어졌다.

회귀의 결과유형으로는 독립추구형, 현실순응형, 의지분발형, 이타지향형 등의 네 가지로 구분되었다.

그 구체적 결과는 다음과 같다.

1. 핵심범주는 '자아발견하기'로써 주체성, 일관성, 관계성의 속성
   을 포함한다.

2. 가출 청소년의 회귀과정은 5단계로 미망기(迷妄期), 미명기
   (未明期), 사고의 반전기(思考의 反轉期), 성찰기(省察期),
   자아정체감 확립기(自我正體感 確立期)로 이루어진다.

1) 미망기는 자아가 사리분별에 어두운 상태이다. 하위범주는 벗
   어나고 싶음, 통하지 않음, 치밀어 오름, 채우고 싶음을 포함
   하고 있다. 이는 고통을 팽배시킴으로써 가출의 직접적인 계
   기가 되었다.
   이때 외부지향적이며 호기심이 강한 개인적 성향과 몰이해한
   부모, 불량한 또래친구, 경직된 학교, 소비 향락적 사회, TV문
   화는 사회 문화적 맥락에서 매우 강한 정도의 영향을 끼쳤다.
2) 미명기는 가출을 하여 자기혼돈을 경험하는 시기이다. 하위범
   주로 일탈의 해방감, 죄책감, 고독감, 고립감, 불안감, 양가감
   정, 소진감, 허무감 등의 사회 심리적 반응을 나타내었다.
   일탈의 일시적인 해방감으로 인한 만족함은 대부분 가출 직후
   부터 3~4일 동안이었다. 그러나 가출 기간이 길어짐에 따라
   그 정도는 차츰 약해졌다. 반면, 죄책감, 고독감, 고립감, 불안
   감, 양가감정, 소진감, 허무감은 가출 기간이 길어질수록 차츰
   그 정도가 강해지면서 결국, 극도로 심신의 소진감과 허무감을

경험한다.

이때, 부모 기대의 수정, 바람직한 친구의 지지, 담임선생님의 지지 등의 회귀를 촉진하는 요인의 정도가 강하게 작용하면 회귀가 진행된다. 그러나 문제성 친구의 유혹, 사회적 무관심 등의 장애요인의 정도가 강하게 작용하면 재가출로써 회귀에 역행하는 현상이 나타났다.

3) 사고의 반전기는 스스로 깨달아 사고하여 주체성을 찾기 시작하는 긍정적 대처전략이 나타나는 시기이다. 이때를 계기로 하여 가출 청소년의 진정한 회귀가 이루어졌다. 하위범주는 독립적 사고하기, 자기굴레 벗어나기, 자기존재 드러내기, 소중함을 인식하기 등을 포함하고 있다.

이때, 친구애(우정), 담임교사와 부모의 연계, 그리고 특히 부모의 관심과 사랑은 매우 강한 지지가 되었다.

4) 성찰기 또한 자아의 일관성의 속성을 지속시키기 위해서 각오하기의 굳은 의지를 갖는 긍정적 대처전략의 시기이다. 하위범주로는 뒤돌아보기, 현실 직시하기, 긍정적으로 받아들이기, 소중히 생각하기, 자기강화하기 등을 포함하고 있다.

5) 자아정체감 확립기는 사회적 관계성의 속성이 포함됨으로써 결과적으로 성숙된 자아가 나타나는 시기이다. 하위범주로는 자존감 획득, 희망의 획득, 이타심 획득, 평온함 획득을 포함하고 있다.

3. 가출 청소년의 회귀과정의 결과유형은 독립추구형, 현실순응형, 의지분발형, 이타지향형 등의 네 가지로 분류된다.

따라서 본 연구결과는 가출 청소년의 회귀과정을 이해하는 데 도움이 되는 정보를 제공할 뿐만 아니라 회귀과정에 영향을 주는 요인을 파악하는 데 있어 큰 도움을 줄 수 있다고 본다.

이상과 같은 결론을 통해서 본 연구자는 다음과 같이 제언하고자 한다.

1. 가출 청소년의 회귀과정에 관한 반복 연구를 통해서 본 연구에서 도출된 결과를 더욱 정련화하여 한층 개발된 실체이론을 구축할 필요가 있다.
2. 가출 청소년들에게 도출된 실체이론을 적용해서 그들이 처해 있는 단계를 사정하여 간호중재를 실시하고 난 후에 각 시기에 해당하는 중재방안의 효과성을 분석·검증해 보는 연구가 필요하다.
3. 가출 청소년의 회귀과정에 장애요인으로 작용한 사회적 무관심과 문제성 친구의 유혹에 관한 심도 있는 연구가 필요하다.
4. 가출에서 회귀한 청소년들의 부모, 형제·자매, 담임교사, 친구 등의 경험에 대한 연구도 필요하다고 사려된다.
5. 가출 청소년들 중에서 자아발견하기를 통한 회귀는 이루어졌지만, 실제적으로 가정으로 귀가하지 않고 있는 경우도 있을 것으로 생각된다. 따라서 이에 대한 연구도 필요하다고 사려된다.

참고문헌

경찰청 (2000). 경찰백서. 서울: 경찰청.

고대영 (2000). 청소년 비행의 발생원인과 방지대책에 관한 연구. 경기대학교 대학원 석사학위논문.

권영민 (2001). 자아의 불완전성 극복을 통한 이상적 삶의 형상화. 홍익대학교 대학원 석사학위논문.

권윤아 (1997). 실업계 여고생의 가출에 영향을 미치는 변인들 및 가출 유형 분석. 부산대학교 대학원 석사학위논문.

권혜진 (1994). 청소녀 분노현상의 근거이론적 접근. 이화여자대학교 대학원 박사학위논문.

기백석 (1980). 비행 청소년의 가출에 관한 사회 정신의학적 연구. 중앙대학교 대학원 석사학위논문.

김경희 (1996). 폭력가정 청소년의 가족폭력 경험에 관한 연구. 중앙대학교 대학원 박사학위논문.

김광수 (1999). 가출 청소년을 위한 집단가정에 관한 연구. 한신대학교 대학원 석사학위논문. 1999.

김미희 (1997). 가출 청소년들을 위한 거주형 집단치료시설의 효과성 평가. 연세대학교 대학원 석사학위논문.

김민정 (1998). 여학생의 상습적인 가출에 영향을 미치는 요인에 관한 연구. 이화여자대학교 대학원 석사학위논문.

김선희 (1998). The Catcher in the Rye에 나타난 자아발견의 여정. 제주대학교 대학원 석사학위논문.

김소야자, 황미희 (1983). 비행 청소년 발생과 가족환경과의 상관관계연구. 간호학회지, 13(1), 34-41.

김소영 (2001). 울프와 작품에 나타난 자아의 실존적 각성. 계명대학교 대학원 석사학위논문.

김소윤 (2000). 가출 청소년의 직업지도 프로그램 개발에 관한 연구. 서울여자대학교 대학원 석사학위논문.

김수지, 김현실 (1994). 폭력 매체와 청소년 비행. 간호학회지, 24(1), 85-95.

김숙희 (2001). 가출 청소년의 문제와 그 대응방안에 관한 연구. 동국대학교 대학원석사학위논문.

김영지 (1995). 가출 청소년의 삶과 문화에 대한 생애사적 연구. 숙명여자대학 대학원 석사학위논문.

김원옥 (2001). 혈우병 환자의 적응과정. 경희대학교 대학원 박사학위논문.

김윤영 (2000). 가출 청소년에 대한 과제중심 집단사회사업 프로그램의 효과성에 관한 연구. 서울여자대학교 대학원 석사학위논문.

김인경, 윤진 (1994). 청소년기의 자아중심성. 한국 발달심리 학회지, 10(3), 101-123.

김지현 (1996). 소녀 가출의 원인분석 연구. 서울대학교 대하원 서사학위논문.

김지혜 (1998). 청소년 학교 적응에 영향을 미치는 사회지지체계에 관한 연구. 이화여자대학교 대학원 석사학위논문.

김진영 (1998). 한국 개신교의 가출 청소년 보호공동체의 활성화 방안. 한신대 대학원 석사학위논문.

김찬숙 (1998). 가출 청소년의 사회사업서비스 욕구에 관한 연구. 숭실대학교 대학원 석사학위논문.

김춘미 (2001). 재가 치매노인을 돌보는 가족원의 대처과정. 서울대학교 대학원 박사학위논문.

김향초 (1998). 가출 청소년의 이해. 서울: 학지사.

김헌수 (1980). 청소년 가출의 가족역동에 관한 연구. 중앙대학교 대학원 박사학위논문.

김헌율 (2000). 청소년의 가출과 비행에 대한 연구. 명지대학교 대학원 석사학위논문.

김후자 (1994). 임상의사소통을 위한 커뮤케이션의 개론. 서울: 수문사.

남기화 (1999). 가출 청소년 관계망을 형성하는 체계들 간의 청소년 쉼터 인식에 관한 연구. 숭실대학교 대학원 석사학위논문.

영남영옥 (1998). 가족의 심리역동적 환경이 청소년의 생존전략적 가출에 미치는 영향. 대구대학교 대학원 박사학위논문.

도복늠, 오경옥, 이정지, 이경자, 박현숙 등 (2000). 최신 정신 간호학 개론. 서울: 도서출판 정담.

동아일보. 1998년 11월 12일.

류병륜 (2000). 청소년 가출 예방을 위한 가족복지 방안에 관한 연구. 대전대학교 대학원 석사학위논문.

문정희 (2000). Christa Wolf의 〈크리스타 T.에 대한 추념/Nachdenken uber christa T.〉에 나타난 Christa T.의 자아 찾기 과정. 한국교원대학교 대학교석사학위논문.

민병수 (1993). 새 국어사전. 서울: 교학사.

박경기 (1998). 청소년 가출 현황 및 예방대책에 관한 연구. 경희대학교 대학원 석사학위논문.

박미정 (1999). 가출 청소년의 자아상태 변화를 위한 교류분석 프로 그램 효과성 연구. 가톨릭대학교 대학원 석사학위논문.

박아청 (1984). 아이덴티티에 관한 조작적 연구의 방향과 과제. 교육 학 연구, 22(2), 88-98.

박용선 (1998). 청소년 가출의 원인에 관한 연구. 협성대학교 대학원 석사학위논문.

박우서, 박경원 (1995). 현대기획이론. 서울: 나남출판사.

배행자, 이인선, 김은심 (1999). 아동의 공격행동에 대한 일상생활 기 술적 연구. 정신간호학회지, 8(2), 305-316.

서봉연 (1982). 인간발달. 서울: 서울대학교 출판부.

서울 YMCA 청소년 쉼터 (1996). 청소년 가출에 관한 설문조사 보 고서, 48.

석민현, 박정원 (2000). 인문계 남녀고등학생의 스트레스 인지, 자아 존중감, 스트레스 반응 간의 관계 연구. 지역사회 간호학회지, 11(2), 556-563.

성문사 사서부 (1968). 표준 국어사전. 서울: 성문사.

손인영 (2000). 청소년 가출의 실태와 대책방안에 관한 연구. 한양대 학교 대학원 석사학위논문.

손정자 (1998). 고교생의 가출과정과 생활에 대한 분석 연구. 한남대 학교 대학원 석사학위논문.

송수진 (1998). 원과 자아를 주제로 한 접시 제작 연구. 홍익대학교 대학원 석사학위논문.

송해영 (2000). 에밀리 디킨슨: 자아의 나선형적 회귀. 성균관대학교 대학원 석사학위논문.

신미자 (1995). 장기 혈액투석 수혜자들의 생활경험에 관한 연구. 중
앙대학교 대학원 박사학위논문.

안재정 (1984). 비행청소년의 의식. 서울: 한국 기독교 청소년선도회
출판부.

오명금 (2001). MMTIC을 활용한 자아발견 집단상담이 소외학생의
자아정체감과 학교생활적응에 미치는 영향. 부산대학교 석사
학위논문.

유기철 (1999). 가출 청소년 쉼터 프로그램 연구. 가톨릭 대학교 대
학원 석사학위논문.

유재익 (1983). John Donne의 자아의 발전과정. 전북대학교 대학원
박사학위논문.

육연순 (1979). 가출 청소년의 비행경로에 관한 사례연구. 이화여자
대학교 대학원 석사학위논문.

윤혜상 (1996). 의료 환경에서의 의사소통 및 인간관계. 서울: 청구
문화사.

이광자 (1999). 자신있게 자기를 표현하는 의사소통과 간호. 서울:
신광출판사.

이동주 (1993). 청소년기의 자아발달에 관한 연구. 서울대학교 대학
원 석사학위논문.

이명선 (1996). 위암환자들의 신체적, 사회적, 심리적 경험에 관한 연
구. 간호학 논문집, 10(2), 169-188.

이명선 (1997). 위암환자 가족들의 경험세계에 관한 연구. 간호학회
지, 27(2) 275-287.

이명선 (1999). 신장수혜자들의 수술의 적응: 문제점과 대처전략. 성 인간호학회지, 11(4), 758-770.

이명숙 (1998). 청소년 보호정책에 관하여: 쉼자리 전국협의회 창립 대회 심포지움 자료집. 가출 윤락 청소녀를 위한 청소녀 상담 소. 3-4.

이미경 (2000). 재가 정신질환자 자녀의 어머니 경험 연구: '고통 삭 임'의 이론. 경희 대학교 대학원 박사학위논문.

이민희 외 (1998). 가출 청소년 쉼터 운영 모델. 한국청소년개발원 연구보고서. 6, 9.

이상미 (1997). 비가출, 가출경험 학생의 자아정체감과 자아존중감의 차이에 관한 연구. 인하대학교 대학원 석사학위논문.

이소희, 주정일 (1981). 아동학. 서울: 교문사.

이어령 (1988). 문장 백과 대사전. 서울: 금성 출판사.

이옥란, 공미혜, 홍봉선, 남미애, 장수한 (1998). 부산지역 여성청소년 의 가출에 대한의식과 실태 및 그 대책에 관한 연구. 신라대학 교 여성문제 연구소·부산광역시 청소년 종합상담실. 49-58.

이유경 (1998). 중학교 남학생의 가출 특징 및 요인에 관한 연구. 경 기대학교 대학원 석사학위논문.

이은희 (1995). 초산 부부의 임신경험에 관한 연구: 부모 전환 과정. 서울대학교 대학원 박사학위논문.

이정자 (1973). 청소년 가출의 요인분석과 그 대책에 관한 연구. 이 화여자대학교 대학원 석사학위논문.

이혜경 (2000). 심상치료가 간호학생의 자아실현, 우울, 자존감에 미 치는 효과. 정신간호학회지, 9(1), 20-30.

장수한 (1993). <u>상담사례 분석을 통한 청소년 가출의 원인과 대책</u>. 부산대학교 대학원석사학위논문.

장종옥 (1997). <u>가출 청소년의 자아정체감과 심리적 특성에 관한 연구</u>. 연세대학교 대학원 석사학위논문.

장진욱 (1996). <u>로버트 로웰의 Life studies에 나타난 자아의 발달과정</u>. 경북대학교 대학원 석사학위논문.

장효경 (2000). <u>청소년 가출과 가출 충동에 관한 연구</u>. 한남대학교 대학원 석사학위논문.

전은희 (1985). <u>비행 청소년과 정상 청소년의 정신건강상태 비교 연구</u>. 이화여자대학교 대학원 석사학위논문.

전종설 (2000). <u>가출 청소년의 부적응 행동에 영향을 미치는 요인에 관한 연구</u>. 이화여자대학교 대학원 석사학위논문.

정경혜 (2001). <u>중장기 보호시설에 수용된 가출 청소년들을 위한 사회복지 서비스 실태 및 개선방안에 관한 연구</u>. 서울여자대학교 대학원 석사학위논문.

정명숙 (2000). <u>가출 청소년의 윤락에 관한 연구</u>. 명지대학교 대학원 석사학위논문.

정연옥 (1999). <u>가출 경험 고교생이 지각하는 어머니: 자녀간의 정서유대관계 연구</u>. 서강대학교 대학원 석사학위논문.

정우영 (1999). <u>스트레스 및 가족응집성이 청소년 가출에 미치는 영향에 관한 연구</u>. 서강대학교 대학원 석사학위논문.

정혜경 (2000). <u>청소년 가출에 관한 예측모형</u>. 중앙대학교 대학원 박사학위논문.

조명숙 (2000). <u>가출부랑 청소년을 위한 해결중심 단기집단 상담 프</u>

로그램 효과에 관한 연구. 숭실대학교 대학원 석사학위논문.

조선일보. 1998년 11월 5일.

조정자 (1999). 가출 청소년(녀)의 재가출 예방을 위한 집단 사회사
    업 프로그램에 관한 연구. 경성대학교 대학원 석사학위논문.

조태훈 (1988). G. H. Mead의 자아에 관한 연구. 연세대학교 대학원
    박사학위논문.

지창희 (1987). 중학생의 가출원인 및 성격요인과의 관계에 대한 연
    구. 인하대학교 대학원 석사학위논문.

청소년보호위원회 (2000). 외국의 가출 청소년 대책. 청소년 보호.
    17.

청소년사랑 실천시민연합 (1997). 가출 청소년에 관한 상담 지침서, 4.

최연희 (1999). 학교 주변환경관리방안. 경산대학교 청소년문제, 청소
    년행동 연구소, 4, 138.

최재석 (1982). 현대가족연구. 서울: 일지사.

표갑수 (1980). 아동의 가출원인에 관한 연구. 사회복지연구, 14,
    25-28.

하순인 (1997). 사회적 환경과 개인적 특성이 청소년 가출에 미치는
    영향 연구. 연세대학교 대학원 석사학위논문.

하태완 (1998). 실업계 여고생의 가출원인과 성격특성에 관한 연구.
    동아대학교 대학원 석사학위논문.

한국청소년상담원 (1999). 제21회 청소년문제 토론광장: 청소년의 또
    래관계. 4-7.

한국형사정책연구원 (1993). 청소년의 가출과 비행의 관계에 관한 연
    구. 서울: 한국형사정책연구원.

한정훈 (1999). 실업계 고등학생의 가출원인 분석. 전남대학교 대학원 석사학위논문.

함미화 (1995). 자아를 찾아서 : '떼레즈 데스께루'에 나타난 폐쇄적 공간과 열린 공간. 숭실대학교 대학원 석사학위논문.

황미란 (1999). 가출 청소년들의 청소년 쉼터 욕구와 만족도에 관한 연구. 숭실대학교 대학원 석사학위논문.

황승숙 (2000). 불임여성의 경험에 대한 근거이론적 접근. 한양대학교 대학원 박사학위논문.

Agar, M. H. (1986). Speaking of ethnography. Newbury Park, CA: Sage Publications.

Andrews, G., Tennant, C., Hewson, D. M., & Vaillant, G. (1978). Life event stress, social support, coping style and risk of psychological impairment. The Journal of Nervous and Mental Disease, 166(5), 307-315.

Bandura, A., Barbaranelli, C., CraprarA, G. V., and Pastrorelli, C. (1996). Multifaceted impact of self-effficacy beliefs on academic functioning. Child Development, 67, 1206-1222.

Barker, R. L. (1995). The social work dictionary. New York: NASW PRESS, 330.

Bsss, D. (이문국, 이용표, 김만두, 김융일, 박종삼 역) (1999). Runaways and homeless youth: 사회복지대백과사전, 3. 2354. 서울: 나눔의 집.

Blumer, D. B. (1969). Symbolic interactionism: Perspectives and method. Engle Wood Cliffs, NJ: Prentice-Hall.

Brink, P. N. (1980). Grounded theory methodology: Its use and processes. IMAGE, 11(1), 20-23.

Chenitz, C., & Swanson, J. (1986). From practice to grounded theory. Menlo Park. CA: Addison-Wesley Publishing Co.

Cobb, S. (1976). Social support as a moderator of life stress. Psychosomatic Medicine, 38(5), 300-314.

Coco, E. L. & Courtney, L. T. (1998). A family systems approach for preventing adolescent runaway behavior. Adolescence, Summer, 98, 33, 485-497.

Combs A. W. & Snygg. (1959). Individual behavior, approach behavior. New York: Haper and Brothers.

Connell, P. H. (1974). Addiction in adolescence some comments about its diagnosis treatment and vulnerable groups. Community Health, 6, 29-33.

Coopersmith, S. (1967). The antecedents of self-esteem. San Francisco: Freeman.

Crouch, M. A. & Straub, V. (1983). Enhancement of self-esteem in adults. Family and Community Health, 6(2), 76-78.

Dean, A. and Lin, N. (1977). Stress-buffering role of social support. Journal of Nervous and Mental Disease, 165(6), 403-417.

Deborah Bass (1995). Runaways and homeless youths. Encyclopedia of Social Work(19th ed.). New York: NASW Press. 2061.

Denzin, N. K. (1989). Interpretive interactionism. Newbury Park, CA: Sage Publications.

Denzin, N. K. & Lincoln, Y. S. (1994). Handbook of qualitative research. Newbury Park, CA: Sage Publications.

Dubois, David L., Eitel, Susan K. & Felner, Robert D. (1994). Effects of family environment and parent-child relationships on school adjustment during the transition to early adolescence, Journal of Marriage and the Family, 56, 405-414.

Ellis, A. & Harper, R. A. (1975). A new guide to rational living. Englewood Cliffs, N.J.: Prentice-Hall, Inc.

Erikson, E. H. (1968). Identity: Youth and crisis. New York: W. W. Norton Company.

Forisha-Kovach, Barbara (1983). The experience of adolescence. Scottland: Foresman and Company. 300-310.

Fuligni, A. J. (1997). The academic achievement of adolescents from immigrant families: The roles of family background, attitudes, and behavior. Child Development, 68, 351-363.

Garbarino, J., Wilson, J., and Garbarino, A. C. (1996). Adolescent Runaway in trouble youth, troubled families. et(ed.). New York: Aldine Publishing Company.

Gesell, A., Ilg, F., & Ames, L., B. (1956). Youth: The year from ten to sixteen. New York: Haper & Row Publisher. Inc.

Glaser, B. (1978). Theoretical sensitivity. Mill Valley, CA: The

Sociology Press.

Glaser, B., & Strauss, A. (1967). The discovery of grounded theory: Strategies for qualitative research. New York: Aldine Publishing Company.

Guiguet, Jean (Trans. Jean Stewart) (1965). Virginia woolf and her works. New York: Harcourt Brace.

Helvie, C. O. (1981). The community as a system: community health nursing. New York: Harper & Row.

House, J. S. (1981). Work street and social support. California: Addison Wesley Publishing Company.

Hurlook, E. E. (1973). Adolescent development(4th. ed.). New York: McGraw Hill Book Company.

Kaplan, B. H. (1980). Adolescent substance abuse. In R. J. France, S. Miller (Eds). Clinical textbook of additive disorders. New York: Guilford Press.

Kaplan, B. H., Cassel, J. C., & Gore, S. (1977). Social support and health. Medical Care, 15(5), 47-58.

Kendall, J. (1999). Axial coding and the grounded theory controversy. Western Journal of Nursing Research, 21(6), 743-757.

Leininger, M. M. (1985). Qualitative reasearch methods in nursing. New York: Grune & Stratton.

Lin, N., Woelfel, M. W., & Light, S. C. (1985). The buffering effect of social support subsequent to an important life event. Journal of Health and Social Behavior, 26, 247-263.

Lincoln, Y. S., Guba, E. G. (1985). Nationalistic inquiry. Newberry Park, CA: Sage Publications.

Loevinger, J. & Blasi, A. (1976). Ego development: Conceptions and theories. San Francisco: Jossey-Bass.

Maguire, Lambert (장인협, 오세란 역) (1996). 사회지지체계론: 기초이론과 실천사례. 서울: 사회복지 실천연구소.

Maier, H. (1965). Three theories of child development: The contributions of Erick H. Erikson, Jean Piaget and Robert R. Sears, and their applications. New York: Haper & Row.

McCracken, G. (1988). The long interview. Newberry Park, CA: Sage Publications.

Mead, G. H. (1934). Mind self and society. Chicago: University of Chicago Press.

Meeus, Wim (1994). Psychosocial Problems and Social Support in Adolescence. In Nestmann & Hurrelmann(eds), Social networks and social support in childhood and adolesscent. New York: de Gruyter.

Melia, K. M. (1996). Rediscovering Glaser. Qualitative Health Research, 6(3), 368-378.

Miller, S. I. & Fredericks, M. (1999). How does grounded theory explain? Qualitative Health Research, 9(4), 538-551.

Meltzer, B., Petras, J., & Reynolds, L. (1975). Symbolic

interactionism: Genesis, varieties, and criticism. London: Routledge & Kegan Paul.

Muuss, R. E. (1962). Theories of adolescence. New York: Random House.

Neuman, B. (1982). The Neuman systems model. Norwalk. Connecticut: Appleton-Century-Crofts.

Neuman, B. (1995). The Neuman systems model(3rd. ed.). Norwalk. Connecticut: Appleton of Lange.

Norbeck, J. S., Lindsey, A. M., & Carrieri, V. L., (1983). Further development of Norbeck social support questionaire: Normative data and validity testing. Nursing Research, 32(1), 4-9.

Pendley, J. S., Dahlguist, L. M., Dreyer, Z. (1997). Body image and psychosocial adjustment in adolescent cancer survivors. Journal of Pediatric Psychology, 22(1), 29-43.

Rambo, Beverly J. (1984). Sick role in adaptation nursing. Philadelphia: W. B. Saunders Co.

Rita Schreiber (1996). (Re)defining myself. Qualitative Health Research, 4(6), 459-491.

Rogenberg, M. (1985). Self-concept and psychological wellbeing in adolescence in Leaky: The development of self. New York: Academic Press.

Rosenthal, B. S. (1995). The influence of social support on school completion among Haitians. Social Work in Education, 17(1), 30-39.

Sandelowski, M. (1986). The problem of rigor in qualitative research. Advances in Nursing Science, 8, 27-37.

Sartre, J. P. (Trans. Hazel Barnes) (1943). Being and nothingness. New York: Citadel. Schultz, D. (1977). Growth psychology: Models of the health personality. New York: D. Van Nostrand Co.

Stanwyck, D. J. (1983). Self-esteem through the life-span. Family and Commnity Health, 6(2), 11-28.

Strauss, A. (1987). Qualitative analysis for social scientists. Cambridge, MA: Cambridge University Press.

Strauss, A., & Corbin, J. (1990). Basics of qualitative research: Grounded theory procedures and techniques. Newbury Park, California: Sage Publications.

Strauss, A., & Corbin, J. (1998). Basics of qualitative research: Techniques and procedures for developing grounded theory. Newbury Park, California: Sage Publications.

Stryker, S. (1980). Symbolic interactionism. Menlo Park, CA: The Benjamin Cummings Publishing Co.

Taft, L. B. (1985). Self-esteem in later life: A nursing perspective. Advances in Nursing Science, 8(1), 77-84.

Thoits, P. A. (1982). Conceptual methodological and theoretical problem in studying social support as a buffer against life stress. Journal of Health and Social Behavior, 23, 357-367.

Unger, R. K. & Crawford, M. (1992). The psychology of

gender. New York: McGraw-Hill.

Welsh, Lesley A. (1995). Running for their lives. New York & London: Garland Publishing.

Whaley, L., & Wong, D. (1995). Essentials of pediatric nursing(4th ed.). St. Louis: Mosby.

Whitebeck, L. B. & Simons, R. L. (1991). Running ways during adolescence as a precursor to adult homeless. Social Service Review, 3, 224-247.

Wilson, H. S. & Hutchinson, S. A. (1996). Methodological mistakes in grounded theory. Nursing Research, 45(2), 122-124.

• 저자 •

정운숙
(鄭雲叔)

• 약 력 •

경희대학교 간호대학 간호학과 졸업
서울대학교 보건대학원 보건학 석사
경희대학교 대학원 간호학 박사

적십자간호대학 외래교수
지역사회간호학회 총무이사
현 동우대학 간호학과 교수

• 주요논저 •

「청소년 가출에 대한 이론적 고찰, 지역사회간호학회」
『보건학 강좌』(공저)
『역학과 건강증진』(공저)
『지역사회 간호학』(공저)
『질적연구방법총서 2』(역서)
외 다수

정서숙
(鄭瑞叔)

• 약 력 •

인하대학교 교육대학원 졸업
한국방송통신대학 가정과 졸업

전문상담교사 자격증 취득

한국청소년연맹 총재 표창
서울특별시 교육감 표창
체육청소년부장관 표창
한국청소년연맹 총재 표창
한국청소년연맹 훈장
현 구정중학교 재직

가출 청소년의 회귀과정

• 초판 인쇄	2006년 9월 11일
• 초판 발행	2006년 9월 11일
• 지 은 이	정운숙 · 정서숙
• 펴 낸 이	채종준
• 펴 낸 곳	한국학술정보㈜
	경기도 파주시 교하읍 문발리 526-2
	파주출판문화정보산업단지
	전화 031) 908-3181(대표) · 팩스 031) 908-3189
	홈페이지 http://www.kstudy.com
	e-mail(e-Book사업부) ebook@kstudy.com
• 등 록	제일산-115호(2000. 6. 19)
• 가 격	23,000원

ISBN 89-534-5648-7 93510 (Paper Book)
     89-534-5649-5 98510 (e-Book)